Lipödem Kochbuch

Leckere und Entzündungshemmende Rezepte für jeden Tag

Autor: Martina Schreiber

INHALTSVERZEICHNIS

1. Einleitung

- Überblick über das Lipödem
- Wie die Ernährung bei der Behandlung von Lipödem helfen kann
- Ziel des Kochbuchs

2. Gesunde Ernährung bei Lipödem

- Wie eine gesunde Ernährung helfen kann
- Lebensmittel, die entzündungshemmend wirken
- Lebensmittel, die entzündungsfördernd wirken
- Portionen und Essenszeiten

3. Frühstücksideen

- Haferflocken mit Beeren und Mandelmilch
- Rührei mit Gemüse (z.B. Paprika, Zucchini, Spinat) und Vollkornbrot
- Griechischer Joghurt mit Nüssen und Obst
- Avocado-Toast mit Vollkornbrot und Ei
- Smoothie mit Beeren, Mandelmilch und Protein-Pulver
- Quinoa-Brei mit Obst und Nüssen
- Vollkorn-Pancakes mit Früchten und Mandelmilch
- Cottage Cheese mit Obst und Nüssen
- Grüner Smoothie mit Spinat, Banane und Mandelmilch
- Lachs auf Vollkornbrot mit Gurke und Tomate

- Vollkorn-Müsli mit Mandelmilch und Beeren
- Chia-Pudding mit Früchten und Nüssen
- Protein-Shake mit Mandelmilch und Beeren
- Omelett mit Gemüse und Vollkornbrot
- Vollkorn-Waffeln mit Obst und Joghurt
- Gemüse-Quiche mit Vollkorn-Teig
- Smoothie-Bowl mit Beeren, Mandelmilch und Kokosraspeln
- Shakshuka mit Vollkornbrot
- Vollkornbrötchen mit Hüttenkäse und Obst
- Frischkornbrei mit Nüssen und Obst

4. Snackideen

- Fruchtspieße
- Gemüsesticks (z.B. Karotten, Paprika, Gurken) mit Hummus oder Guacamole
- Ein kleiner Apfel mit Mandelbutter
- Beeren mit griechischem Joghurt
- Ein hartgekochtes Ei mit Gemüsesticks
- Edamame-Bohnen mit Meersalz
- Reiswaffeln mit Mandelbutter und Bananenscheiben
- Gebratene Kichererbsen mit Paprika und Gewürzen
- Vollkorn-Cracker mit Avocado und Tomate
- Frisches Obst wie Beeren, Trauben, Aprikosen oder Orangenscheiben
- Ein kleiner Salat mit Gemüse und gebratenem Tofu
- Ein griechischer Joghurt mit Zimt und gehackten Nüssen
- Geröstete Kokosnuss-Chips
- Gekochte Rote-Beete-Scheiben mit Ziegenkäse

- Eine kleine Portion Quinoa-Salat mit Gemüse
- Ein Smoothie mit Mandelmilch, Spinat und Beeren
- Eiweiß-Shake mit Mandelmilch und Banane
- Gebratene Zucchinischeiben mit Tomaten und Feta
- Vollkorn-Popcorn mit Olivenöl und Meersalz

5. Vorspeisen und Salate

- Gemüsesuppe
- Gurken-Avocado-Salat
- Tomaten-Mozzarella-Salat
- Gegrillte Zucchini-Scheiben
- Bunter Gemüseteller mit Hummus-Dip
- Rote Bete Salat
- Edamame
- Quinoa-Salat
- Gefüllte Paprika
- Brokkoli-Suppe
- Spargel im Schinkenmantel
- Karotten-Apfel-Salat
- Knoblauchgarnelen mit Paprika
- Gebackene Auberginen-Scheiben
- Grüner Salat mit Avocado
- Gurkensalat mit Joghurt-Dressing
- Linsensalat
- Gebackene Kartoffelstücke mit Kräuterquark-Dip
- Rucola-Salat mit Tomaten und Parmesan
- Avocado-Tomaten-Salsa mit Tortilla-Chips
- Frischkäse mit Gemüsesticks

6. Hauptgerichte

- Gegrilltes Hähnchen mit Gemüse
- Lachsfilet mit Brokkoli und braunem Reis
- Gemüsepfanne mit Tofu und Quinoa
- Rinderfilet mit Gemüse und Kartoffeln
- Gebratener Lachs mit grünem Salat
- Zitronenhähnchen mit Gemüse
- Vegetarische Lasagne mit Zucchini und Aubergine
- Garnelenspieße mit Paprika und Zucchini
- Rindfleisch-Gemüse-Eintopf
- Gebackene Süßkartoffel mit Hühnchen und Avocado-Topping
- Gemüsepfanne mit Hühnchen
- Linsensuppe mit Gemüse und Vollkornbrot
- Gebratenes Hühnchen mit Brokkoli und braunem Reis
- Zucchini-Pasta mit Tomatensauce und Hähnchenbrust
- Lachsfilet mit gebratenem Spargel und Quinoa
- Hähnchen-Paprika-Pfanne mit Reis
- Gemüsecurry mit Basmati-Reis
- Zitronen-Garnelen-Spaghetti mit Gemüse
- Hackfleisch-Lauch-Pfanne mit Süßkartoffeln
- Süßkartoffel-Bohnen-Chili
- One Pot Pasta mit Tomaten und Basilikum
- Quinoa-Kichererbsen-Pfanne mit Gemüse
- Gemüse-Couscous-Pfanne mit Feta und Oliven
- Putenfrikadellen mit Gemüsereis
- Gebratenes Hühnchen mit Zitronen-Kräuter-Butter
- Putenfleischbällchen mit Tomatensauce

- Kürbis-Curry mit Kokosmilch und Reis.
- Gebratener Tofu mit Brokkoli und Ingwer
- Linsen-Burger mit Süßkartoffel-pommes
- Gebackener Lachs mit Gurken-Tomaten-Salat

7. Desserts

- Fruchtsalat mit Naturjoghurt und Honig
- Gebackene Äpfel mit Zimt und Nüssen
- Kokosmilch-Pudding mit frischen Beeren
- Chia-Samen-Pudding mit Mandeln und Früchten
- Quark mit zerdrückten Beeren und Haferflocken
- Nice Cream (eine gesunde Alternative zu Eiscreme, hergestellt aus gefrorenen Bananen und Früchten)
- Proteinreiche Schokoladenmousse mit Avocado und Kakao
- Joghurt-Parfait mit frischen Beeren und Haferflocken
- Bananenbrot aus Vollkornmehl und Haferflocken
- Frucht-Sorbet mit Minze

8. Tipps und Tricks für das Kochen mit Lipödem

- Vorratsplanung und Einkaufslisten
- Mahlzeitenplanung
- Küchenhelfer und Zubereitungstechniken
- Lebensmittel, die vermieden werden sollten

9. Schlussfolgerung

- Ermutigung zur Umsetzung einer gesunden Ernährung

Einleitung

Überblick über das Lipödem

Herzlich willkommen zu unserem Kochbuch mit dem Thema "Das Lipödem – Genussvolles Kochen für ein gesundes Wohlbefinden". Wir freuen uns, Sie auf einer kulinarischen Reise zu begleiten, die speziell auf die Bedürfnisse von Menschen mit Lipödem zugeschnitten ist.

Das Lipödem, eine chronische Fettverteilungsstörung, kann eine Herausforderung darstellen, wenn es darum geht, eine ausgewogene und nahrhafte Ernährung zu gewährleisten. In diesem Buch möchten wir Ihnen zeigen, dass gesundes Essen und Genuss Hand in Hand gehen können, auch wenn man mit dem Lipödem lebt.

Unser Ziel ist es, Ihnen vielfältige und köstliche Rezepte anzubieten, die nicht nur Ihre geschmacklichen Vorlieben berücksichtigen, sondern auch dazu beitragen können, Ihre Symptome zu lindern und Ihr allgemeines Wohlbefinden zu verbessern. Dabei legen wir besonderen Wert auf eine ausgewogene Ernährung, die reich an vitalstoffreichen Zutaten ist und Ihren Körper unterstützt.

Neben den Rezepten finden Sie in diesem Buch auch wertvolle Informationen und Tipps zum Umgang mit dem Lipödem, Ernährungsempfehlungen und praktische Ratschläge für den Küchenalltag. Wir möchten Ihnen helfen, eine positive Beziehung zum Essen zu entwickeln und Ihnen dabei helfen, Ihre Gesundheit und Ihr Wohlbefinden zu fördern.

Gemeinsam möchten wir Ihnen zeigen, dass das Kochen und Essen nicht nur eine Notwendigkeit ist, sondern auch eine Quelle der Freude und des Genusses sein kann, selbst wenn man mit besonderen Herausforderungen wie dem Lipödem konfrontiert ist.

Wir laden Sie ein, diese Reise mit uns anzutreten und neue Geschmackserlebnisse zu entdecken, die Ihre Lipödem-Symptome berücksichtigen und Ihnen dabei helfen können, eine ausgewogene und genussvolle Ernährung zu pflegen.

Lassen Sie uns gemeinsam zeigen, dass gutes Essen und ein gesundes Wohlbefinden Hand in Hand gehen können. Tauchen wir ein in die Welt des Genusses und starten wir unsere kulinarische Reise für ein erfülltes und gesundes Leben mit dem Lipödem.

Wie die Ernährung bei der Behandlung von Lipödem helfen kann

Die Ernährung spielt eine wichtige Rolle bei der Behandlung von Lipödem und kann helfen, die Symptome zu lindern und das allgemeine Wohlbefinden zu verbessern. Hier sind einige Wege, wie die richtige Ernährung Ihnen helfen kann:

Entzündungshemmende Nahrungsmittel: Eine entzündungshemmende Ernährung kann dazu beitragen, die Entzündung im Körper zu reduzieren, die oft mit dem Lipödem verbunden ist. Fügen Sie Lebensmittel wie Beeren, grünes Blattgemüse, Nüsse, Samen und fetten Fisch, die reich an Omega-3-Fettsäuren sind, in Ihre Ernährung ein.

Reduzierung von gesättigten Fetten: Gesättigte Fette können die Entzündung verstärken und zu einer Gewichtszunahme führen. Begrenzen Sie den Konsum von rotem Fleisch, fettreichen Milchprodukten und verarbeiteten Lebensmitteln, die hohe Mengen an gesättigten Fetten enthalten. Stattdessen wählen Sie gesunde Fette wie Avocado, Olivenöl und Nüsse.

Ausreichende Flüssigkeitszufuhr: Trinken Sie ausreichend Wasser, um den Körper hydratisiert zu halten und Giftstoffe auszuspülen. Eine gute Flüssigkeitszufuhr kann auch helfen, Schwellungen zu reduzieren und das Lymphsystem zu unterstützen.

Ballaststoffreiche Ernährung: Ballaststoffe können bei der Regulierung des Blutzuckerspiegels helfen und ein gesundes Gewicht fördern. Wählen Sie ballaststoffreiche Lebensmittel wie Vollkornprodukte, Hülsenfrüchte, Obst und Gemüse.

Antioxidantienreiche Lebensmittel: Antioxidantien können helfen, Entzündungen zu reduzieren und den Körper vor Schäden durch freie Radikale zu schützen. Fügen Sie Ihrer Ernährung Lebensmittel wie Beeren, dunkles Blattgemüse, Zitrusfrüchte, Nüsse und Samen hinzu.

Reduzierung von Salz: Ein hoher Salzkonsum kann

zu Wassereinlagerungen und Schwellungen führen. Versuchen Sie, den Salzgehalt in Ihrer Ernährung zu reduzieren und würzen Sie Ihre Speisen stattdessen mit Kräutern und Gewürzen.

Portionenkontrolle und ausgewogene Mahlzeiten: Achten Sie auf die Größe Ihrer Mahlzeiten und versuchen Sie, eine ausgewogene Kombination aus Kohlenhydraten, Eiweißen und gesunden Fetten zu sich zu nehmen. Dies kann dazu beitragen, den Blutzuckerspiegel stabil zu halten und eine gesunde Gewichtskontrolle zu unterstützen.

Bitte beachten Sie, dass es ratsam ist, sich mit einem Arzt oder Ernährungsberater abzusprechen, um eine individuelle Ernährungsstrategie zu entwickeln, die Ihren spezifischen Bedürfnissen entspricht und Ihnen bei der Behandlung Ihres Lipödems am besten hilft.

Ziel des Kochbuchs

Das Ziel unseres Kochbuchs für Lipödem ist es, Menschen, die von dieser Fettverteilungsstörung betroffen sind, eine praktische und inspirierende Ressource zu bieten, um ihre Ernährung zu unterstützen und ihr Wohlbefinden zu verbessern. Wir möchten den Lesern helfen, eine gesunde und ausgewogene Ernährung zu pflegen, die speziell auf die Bedürfnisse des Lipödems zugeschnitten ist.

Unser Kochbuch enthält nicht nur köstliche und vielfältige Rezepte, sondern auch wertvolle Informationen über die Auswirkungen der Ernährung auf das Lipödem. Wir möchten unseren Lesern zeigen, wie sie mit der richtigen Auswahl von Lebensmitteln und der Zubereitung von Mahlzeiten die Entzündung im Körper reduzieren, Schwellungen minimieren und ihr allgemeines Wohlbefinden fördern können.

Darüber hinaus ist es uns ein Anliegen, den Lesern zu zeigen, dass eine gesunde Ernährung nicht bedeutet, auf Genuss zu verzichten. Unsere Rezepte sind darauf ausgerichtet, köstliche Gerichte zu kreieren, die den Gaumen verwöhnen und die Freude am Essen fördern. Wir möchten den Lesern zeigen, dass das Kochen und Essen auch bei Lipödem eine Quelle des Vergnügens und der Gemeinschaft sein kann.

Wir hoffen, dass dieses Kochbuch den Lesern praktische Hilfestellung bietet, um eine positive Beziehung zum Essen aufzubauen, ihre Symptome zu lindern und ihre Lebensqualität zu verbessern. Unser Ziel ist es, die Leser zu ermutigen und zu inspirieren, die Kontrolle über ihre Ernährung zu übernehmen und dabei Unterstützung zu bieten, damit sie ihre Gesundheit und ihr Wohlbefinden bestmöglich fördern können.

Gesunde Ernährung bei Lipödem

Wie eine gesunde Ernährung helfen kann

Eine gesunde Ernährung spielt eine wichtige Rolle bei der Behandlung und dem Umgang mit Lipödem. Indem Sie bewusste Entscheidungen über Ihre Ernährung treffen, können Sie Ihre Symptome lindern und Ihr allgemeines Wohlbefinden verbessern. Hier sind einige Wege, wie eine gesunde Ernährung Ihnen helfen kann:

Entzündung reduzieren: Eine entzündungshemmende Ernährung kann dazu beitragen, Entzündungen im Körper zu verringern, die mit Lipödem in Verbindung gebracht werden. Integrieren Sie nährstoffreiche Lebensmittel wie frisches Obst und Gemüse, Fisch, Nüsse und Samen, die entzündungshemmende Eigenschaften haben.

Gewichtsmanagement: Eine gesunde Ernährung kann Ihnen dabei helfen, ein gesundes Körpergewicht zu erreichen und aufrechtzuerhalten. Durch die Auswahl von Vollkornprodukten, magerem Protein und gesunden Fetten können Sie eine ausgewogene Ernährung fördern und ein gesundes Gewichtsmanagement unterstützen.

Lymphdrainage unterstützen: Eine gesunde Ernährung kann helfen, die Funktion des Lymphsystems zu verbessern und den Abtransport von Flüssigkeiten zu fördern. Eine ausreichende Flüssigkeitszufuhr, insbesondere in Form von Wasser, kann dabei helfen, Schwellungen zu reduzieren und den Lymphfluss zu unterstützen.

Nährstoffversorgung optimieren: Durch eine ausgewogene Ernährung können Sie sicherstellen, dass Ihr Körper alle notwendigen Nährstoffe erhält. Wählen Sie eine Vielzahl von Lebensmitteln aus den verschiedenen Nahrungsmittelgruppen, um sicherzustellen, dass Sie ausreichend Vitamine, Mineralstoffe und Antioxidantien aufnehmen.

Vermeidung von Entwässerung: Es ist wichtig, auf eine ausreichende Salzaufnahme zu achten, um übermäßige Wassereinlagerungen zu verhindern. Vermeiden Sie stark verarbeitete Lebensmittel, die oft hohe Mengen an Salz enthalten, und verwenden Sie stattdessen Kräuter und Gewürze, um Ihren Gerichten Geschmack zu verleihen.

Achtsames Essen: Eine gesunde Ernährung geht auch mit einer bewussten und achtsamen Herangehensweise ans Essen einher. Nehmen Sie sich Zeit, um Ihre Mahlzeiten zu genießen, kauen Sie gründlich und hören Sie auf die Signale Ihres Körpers, um ein angemessenes Sättigungsgefühl zu erreichen.

Eine gesunde Ernährung allein kann das Lipödem nicht heilen, aber sie kann dazu beitragen, Ihre Symptome zu lindern, Ihr Wohlbefinden zu verbessern und Ihren Körper bestmöglich zu unterstützen. Es ist ratsam, mit einem Facharzt oder Ernährungsberater zusammenzuarbeiten, um eine individuelle Ernährungsstrategie zu entwickeln, die Ihren spezifischen Bedürfnissen entspricht. Gemeinsam können Sie einen maßgeschneiderten Ernährungsplan erstellen, der Ihnen dabei hilft, Ihre Gesundheitsziele zu erreichen und Ihren Umgang mit dem Lipödem zu verbessern.

Lebensmittel, die entzündungshemmend wirken

Eine entzündungshemmende Ernährung kann helfen, Entzündungen im Körper zu reduzieren und damit auch bei Lipödem Symptome lindern. Hier sind einige Lebensmittel, die entzündungshemmende Eigenschaften haben:

Beeren: Beeren wie Blaubeeren, Himbeeren und Erdbeeren sind reich an Antioxidantien, die Entzündungen im Körper bekämpfen können.

Grünes Blattgemüse: Spinat, Grünkohl, Mangold und Rucola sind Beispiele für grünes Blattgemüse, das entzündungshemmende Nährstoffe wie Vitamin K, Vitamin C und Antioxidantien enthält.

Fettiger Fisch: Lachs, Makrele, Sardinen und Hering sind reich an Omega-3-Fettsäuren, die entzündungshemmende Eigenschaften haben können.

Olivenöl: Extra natives Olivenöl enthält Polyphenole, die entzündungshemmend wirken können. Verwenden Sie es als gesunde Alternative zu anderen Ölen.

Nüsse: Walnüsse, Mandeln und Cashewnüsse enthalten gesunde Fette und Antioxidantien, die entzündungshemmende Eigenschaften haben können.

Kurkuma: Das Gewürz Kurkuma enthält den Wirkstoff Curcumin, der starke entzündungshemmende Eigenschaften hat. Verwenden Sie es als Gewürz in Ihren Gerichten oder als Zutat in Currys.

Ingwer: Ingwer hat entzündungshemmende Eigenschaften und kann in verschiedenen Formen wie frisch gerieben, als Tee oder als Gewürz verwendet werden.

Knoblauch: Knoblauch enthält schwefelhaltige Verbindungen, die entzündungshemmend wirken können. Fügen Sie ihn Ihren Gerichten hinzu, um von seinen gesundheitlichen Vorteilen zu profitieren.

Es ist wichtig zu beachten, dass eine gesunde Ernährung ausgewogen sein sollte und aus einer Vielzahl von Lebensmitteln besteht. Konsultieren Sie
bei Fragen oder individuellen Bedürfnissen immer
einen Arzt oder Ernährungsberater.

Lebensmittel, die entzündungsfördernd wirken

Obwohl eine entzündungsfördernde Ernährung nicht förderlich für Personen mit Lipödem ist, ist es wichtig zu verstehen, welche Lebensmittel möglicherweise Entzündungen im Körper verstärken können. Hier sind einige Lebensmittel, die potenziell entzündungsfördernd sein können:

Industriell verarbeitete Lebensmittel: Fertiggerichte, Fast Food, Snacks und andere industriell verarbeitete Lebensmittel enthalten oft hohe Mengen an gesättigten Fetten, Transfetten, Zucker und raffinierten Kohlenhydraten. Diese können Entzündungen im Körper begünstigen.

Rotes Fleisch: Rotes Fleisch wie Rindfleisch, Schweinefleisch und Lammfleisch enthält gesättigte Fettsäuren, die Entzündungen fördern können. Es ist ratsam, den Konsum von rotem Fleisch zu reduzieren und stattdessen auf mageres Protein wie Fisch, Geflügel oder pflanzliche Proteinquellen umzusteigen.

Gesüßte Getränke: Limonaden, Fruchtsäfte und andere gesüßte Getränke enthalten hohe Mengen an Zucker, der Entzündungen im Körper fördern kann. Es ist ratsam, auf diese Getränke zu verzichten oder sie stark zu reduzieren.

Raffinierte Kohlenhydrate: Lebensmittel wie Weißbrot, Nudeln, Kekse und andere Produkte aus raffiniertem Mehl können Entzündungen im Körper verstärken. Es ist empfehlenswert, auf Vollkornprodukte umzusteigen, die mehr Ballaststoffe und Nährstoffe enthalten.

Transfette: Transfette kommen in vielen verarbeiteten Lebensmitteln vor, wie beispielsweise in frittierten Speisen, Gebäck, Keksen und Margarine. Sie können Entzündungen fördern und sollten vermieden werden.

Alkohol: Übermäßiger Alkoholkonsum kann Entzündungen im Körper verstärken. Es wird empfohlen, den Alkoholkonsum zu moderieren oder ganz zu vermeiden.

Es ist wichtig zu beachten, dass die Reaktion auf bestimmte Lebensmittel individuell sein kann. Manche Menschen können empfindlicher auf bestimmte entzündungsfördernde Lebensmittel reagieren als andere. Es ist ratsam, sich von einem Facharzt oder Ernährungsberater beraten zu lassen, um eine individuelle Ernährungsstrategie zu entwickeln, die Ihren spezifischen Bedürfnissen entspricht.

Portionen und Essenszeiten

Die Portionsgröße und die Essenszeiten können von Person zu Person variieren, abhängig von individuellen Bedürfnissen, Aktivitätsniveau und persönlichen Vorlieben. Hier sind einige allgemeine Richtlinien, die Ihnen helfen können, gesunde Essgewohnheiten zu entwickeln:

Portionsgrößen: Es ist wichtig, auf angemessene Portionsgrößen zu achten, um eine ausgewogene Ernährung zu gewährleisten und Überessen zu vermeiden. Orientieren Sie sich an den empfohlenen Portionsgrößen auf den Lebensmittelverpackungen oder verwenden Sie visuelle Referenzen wie Ihre Handfläche, um die Größe von Protein, Kohlenhydraten und Gemüse abzuschätzen.

Regelmäßige Mahlzeiten: Planen Sie regelmäßige Mahlzeiten über den Tag verteilt, um Ihren Energiehaushalt stabil zu halten und Heißhungerattacken vorzubeugen. Idealerweise sollten Sie drei Hauptmahlzeiten (Frühstück, Mittagessen und Abendessen) und gegebenenfalls Zwischenmahlzeiten einplanen.

Frühstück: Starten Sie den Tag mit einem ausgewogenen Frühstück, das reich an Nährstoffen ist und Ihnen Energie für den Tag liefert. Es kann beispielsweise Vollkornprodukte, Protein (wie Eier, Joghurt oder Nüsse) und Obst oder Gemüse enthalten.

Mittagessen und Abendessen: Planen Sie Ihre Hauptmahlzeiten so, dass sie eine ausgewogene Kombination aus Protein (wie magerem Fleisch, Fisch, Hülsenfrüchten oder Tofu), Kohlenhydraten (wie Vollkornprodukten oder stärkehaltigem Gemüse) und Gemüse enthalten. Fügen Sie gesunde Fette (wie Olivenöl oder Avocado) hinzu, um die Sättigung und den Geschmack zu verbessern.

Zwischenmahlzeiten: Falls Sie zwischen den Hauptmahlzeiten Hunger verspüren, können Sie gesunde Snacks wie Obst, Gemüsesticks mit Hummus, Nüsse oder Joghurt wählen. Achten Sie darauf, dass die Snacks ausgewogen und nährstoffreich sind.

Hören Sie auf Ihren Körper: Achten Sie auf die Signale Ihres Körpers, um herauszufinden, wann Sie hungrig sind und wann Sie satt sind. Essen Sie langsam und genießen Sie Ihre Mahlzeiten bewusst, um ein angemessenes Sättigungsgefühl zu erreichen.

Individuelle Anpassung: Jeder Mensch hat individuelle Bedürfnisse und Vorlieben. Passen Sie die Portionsgrößen und Essenszeiten an Ihre persönlichen Bedürfnisse an. Es kann hilfreich sein, ein Ernährungstagebuch zu führen oder professionellen Rat von einem Ernährungsberater einzuholen, um eine maßgeschneiderte Ernährungsstrategie zu entwickeln.

Denken Sie daran, dass die Schlüsselprinzipien eine ausgewogene Ernährung und ein gesundes Verhältnis zu Essen und Körper sind. Es ist wichtig, auf Ihren Körper zu hören und das zu tun, was für Sie am besten funktioniert.

4. Frühstücksideen

Haferflocken mit Beeren und Mandelmilch für vier Personen

Zutaten:

- 2 Tassen Haferflocken
- 4 Tassen Mandelmilch
- 2 Tassen gemischte Beeren (z.B. Erdbeeren, Heidelbeeren, Himbeeren)
- 4 EL Ahornsirup
- 1 TL Vanilleextrakt
- 1/2 TL Zimt
- Eine Prise Salz

Anleitung:

1. Haferflocken, Mandelmilch, Ahornsirup, Vanilleextrakt, Zimt und Salz in einen Topf geben.
2. Zum Kochen bringen und unter ständigem Rühren etwa 5 Minuten lang köcheln lassen, bis die Haferflocken weich und cremig sind.
3. Die gemischten Beeren hinzufügen und umrühren.
4. Vom Herd nehmen und in Schalen servieren.
5. Nach Wunsch können Sie die Haferflocken mit zusätzlichen Beeren oder etwas Nüssen garnieren.

Guten Appetit!

Rührei mit Gemüse (z.B. Paprika, Zucchini, Spinat) und Vollkornbrot für vier Personen

- 6 Eier
- 1/2 rote Paprika, gewürfelt
- 1/2 grüne Zucchini, gewürfelt
- 1 Handvoll Spinat, gehackt
- 4 Scheiben Vollkornbrot
- 2 EL Olivenöl
- Salz und Pfeffer nach Geschmack

Anleitung:

1. Die Paprika und die Zucchini in kleine Würfel schneiden und den Spinat hacken.
2. Die Eier in eine Schüssel schlagen und verquirlen.
3. Das Olivenöl in einer Pfanne erhitzen und das Gemüse darin anbraten, bis es weich ist.
4. Die Eier über das Gemüse gießen und mit Salz und Pfeffer würzen.
5. Das Rührei unter Rühren stocken lassen, bis es die gewünschte Konsistenz erreicht hat.
6. Das Vollkornbrot toasten und auf Teller verteilen.
7. Das Rührei auf dem Brot anrichten und servieren.

Guten Appetit!

Griechischer Joghurt mit Nüssen und Obst für vier Personen

Zutaten:

- 4 Tassen griechischer Joghurt
- 1 Tasse gemischte Nüsse (z.B. Mandeln, Walnüsse, Pekannüsse)
- 2 Tassen gemischtes Obst (z.B. Beeren, Äpfel, Birnen, Orangen)
- 4 EL Honig

Anleitung:

1. Die gemischten Nüsse grob hacken und in einer Pfanne bei mittlerer Hitze rösten, bis sie goldbraun und duftend sind.
2. Das gemischte Obst waschen und in kleine Stücke schneiden.
3. In einer Schüssel den griechischen Joghurt mit Honig vermischen.
4. Den Joghurt auf 4 Schalen oder Gläser verteilen.
5. Die gerösteten Nüsse und das geschnittene Obst auf den Joghurt geben.
6. Nach Belieben mit zusätzlichem Honig süßen.
7. Sofort servieren.

Guten Appetit!

Avocado-Toast mit Vollkornbrot und Ei für vier Personen

Zutaten:

- 4 Scheiben Vollkornbrot
- 2 reife Avocados
- 4 Eier
- 1/4 TL Salz
- 1/4 TL Pfeffer
- 1/2 Zitrone
- 1 EL Olivenöl

Anleitung:

1. Das Vollkornbrot toasten und beiseite stellen.
2. Die Avocados halbieren und den Kern entfernen. Das Fruchtfleisch mit einem Löffel aus der Schale lösen und in eine Schüssel geben.
3. Die Avocados mit einer Gabel zerdrücken und mit Salz, Pfeffer und dem Saft einer halben Zitrone würzen.
4. In einer Pfanne Olivenöl erhitzen und die Eier bei mittlerer Hitze braten. Mit Salz und Pfeffer würzen.
5. Die Avocadomischung auf die getoasteten Vollkornbrotscheiben streichen.
6. Die gebratenen Eier auf die Avocado-Toast-Scheiben legen.
7. Sofort servieren.

Guten Appetit!

Smoothie mit Beeren, Mandelmilch und Protein-Pulver für vier Personen

Zutaten:

- 2 Tassen gemischte Beeren (z.B. Erdbeeren, Himbeeren, Blaubeeren)
- 2 Tassen ungesüßte Mandelmilch
- 2 Messlöffel Protein-Pulver (z.B. Vanille- oder Beeren-Geschmack)
- 1 EL Honig (optional)
- 1 TL Vanille-Extrakt (optional)
- Eiswürfel (optional)

Anleitung:

1. Die gemischten Beeren waschen und in einen Mixer geben.
2. Die ungesüßte Mandelmilch, das Protein-Pulver, Honig und Vanille-Extrakt hinzufügen.
3. Alle Zutaten im Mixer gut vermengen, bis ein glatter Smoothie entsteht.
4. Nach Belieben Eiswürfel hinzufügen und nochmals mixen.
5. Den Smoothie auf 4 Gläser verteilen und sofort servieren.

Guten Appetit!

Quinoa-Brei mit Obst und Nüssen für vier Personen

Zutaten:

- 1 Tasse Quinoa
- 2 Tassen Wasser
- 2 Tassen ungesüßte Mandelmilch
- 2 EL Honig
- 1 TL Zimt
- 1/4 TL Salz
- 1 Tasse gemischte Beeren (z.B. Erdbeeren, Himbeeren, Blaubeeren)
- 1/2 Tasse gehackte Nüsse (z.B. Mandeln, Walnüsse, Haselnüsse)

Anleitung:

1. Quinoa in einem Sieb unter fließendem Wasser abspülen.
2. Wasser in einen Topf geben und Quinoa hinzufügen. Zum Kochen bringen, Hitze reduzieren und 10-15 Minuten köcheln lassen, bis das Wasser vollständig aufgenommen wurde.
3. In einem anderen Topf Mandelmilch, Honig, Zimt und Salz bei mittlerer Hitze erhitzen.
4. Den gekochten Quinoa in die Milchmischung geben und unter ständigem Rühren 5-10 Minuten kochen lassen, bis eine breiige Konsistenz entsteht.
5. Die gemischten Beeren waschen und klein schneiden.
6. Den Quinoa-Brei in vier Schalen aufteilen.

7. Die Beeren und gehackten Nüsse auf den Brei
    geben.
8. Sofort servieren.

Guten Appetit!

Vollkorn-Pancakes mit Früchten und Mandelmilch für vier Personen

Zutaten:

- 1 1/2 Tassen Vollkornmehl
- 3 EL Zucker
- 1 1/2 TL Backpulver
- 1/4 TL Salz
- 1 1/4 Tassen ungesüßte Mandelmilch
- 1 Ei
- 2 EL Kokosöl (geschmolzen)
- 1 TL Vanilleextrakt
- Früchte nach Belieben (z.B. Beeren, Bananen, Äpfel)
- Ahornsirup oder Honig zum Servieren

Anleitung:

1. In einer Schüssel Vollkornmehl, Zucker, Backpulver und Salz vermischen.
2. In einer anderen Schüssel Mandelmilch, Ei, geschmolzenes Kokosöl und Vanilleextrakt vermengen.
3. Die feuchten Zutaten in die Schüssel mit den trockenen Zutaten geben und gut vermischen, bis ein glatter Teig entsteht.
4. Eine beschichtete Pfanne auf mittlerer Hitze erhitzen und etwas Kokosöl hinzufügen.
5. 1/4 Tasse Teig in die Pfanne geben und 2-3 Minuten auf jeder Seite goldbraun braten.
6. Wiederholen Sie den Vorgang, bis der Teig aufgebraucht ist.

7. Die Pancakes auf vier Teller aufteilen und mit den Früchten garnieren.
8. Mit Ahornsirup oder Honig servieren.

Guten Appetit!

Cottage Cheese mit Obst und Nüssen für vier Personen

Zutaten:

- 2 Tassen fettarmer Cottage Cheese
- 2 Tassen gemischtes Obst (z.B. Beeren, Kiwi, Mango, Ananas)
- 1/2 Tasse gehackte Nüsse (z.B. Mandeln, Walnüsse, Pekannüsse)
- 2 EL Honig

Anleitung:

1. Den fettarmen Cottage Cheese in eine Schüssel geben.
2. Das Obst waschen, schälen und in kleine Stücke schneiden. Dann das Obst zu dem Cottage Cheese in der Schüssel hinzufügen und vorsichtig umrühren.
3. Die gehackten Nüsse in einer Pfanne ohne Öl anrösten, bis sie goldbraun sind. Dann die Nüsse über den Cottage Cheese und das Obst streuen.
4. Den Honig über die Mischung aus Cottage Cheese, Obst und Nüssen träufeln und gut umrühren.
5. Die Mischung auf vier Schalen aufteilen und servieren.

Guten Appetit!

Grüner Smoothie mit Spinat, Banane und Mandelmilch für vier Personen

Zutaten:

- 4 Handvoll frischer Spinat
- 2 reife Bananen, geschält und in Stücke geschnitten
- 2 Tassen ungesüßte Mandelmilch
- 1 EL Honig oder Agavendicksaft (optional)

Anleitung:

1. Den frischen Spinat waschen und grob hacken.
2. Die Bananen in Stücke schneiden.
3. Die Mandelmilch, den Spinat und die Bananen in einen Mixer geben und zu einer glatten Mischung mixen.
4. Nach Belieben Honig oder Agavendicksaft hinzufügen und nochmal kurz mixen.
5. Den Smoothie in vier Gläser füllen und sofort servieren.

Guten Appetit!

Lachs auf Vollkornbrot mit Gurke und Tomate für vier Personen

Zutaten:

- 4 Scheiben Vollkornbrot
- 4 Scheiben geräucherter Lachs
- 1 mittelgroße Gurke, in dünne Scheiben geschnitten
- 2 Tomaten, in dünne Scheiben geschnitten
- 2 EL fettarmer Frischkäse
- Salz und Pfeffer nach Geschmack

Anleitung:

1. Die Vollkornbrotscheiben toasten oder im Ofen knusprig backen.
2. Die Gurke und Tomaten in dünne Scheiben schneiden.
3. Den fettarmen Frischkäse auf die Vollkornbrotscheiben streichen.
4. Eine Scheibe geräucherter Lachs auf jede Vollkornbrotscheibe legen.
5. Die Gurken- und Tomatenscheiben auf den Lachs legen.
6. Mit Salz und Pfeffer nach Geschmack würzen.
7. Die Lachs-Sandwiches auf vier Teller verteilen und servieren.

Guten Appetit!

Vollkorn-Müsli mit Mandelmilch und Beeren für vier Personen:

Zutaten:

- 2 Tassen Vollkorn-Müsli
- 2 Tassen ungesüßte Mandelmilch
- 1 Tasse gemischte Beeren (z.B. Blaubeeren, Himbeeren, Erdbeeren)
- 2 Esslöffel Ahornsirup
- 1 Teelöffel Zimt
- 1/2 Teelöffel Vanilleextrakt

Anleitung:

1. In einer großen Schüssel das Vollkorn-Müsli, Zimt und Vanilleextrakt vermischen.
2. Die Mandelmilch und Ahornsirup hinzufügen und gut umrühren, bis alles gut miteinander vermischt ist.
3. Die Beeren waschen und abtropfen lassen.
4. Das Müsli in vier Schüsseln aufteilen und mit den Beeren garnieren.
5. Servieren und genießen!

Chia-Pudding mit Früchten und Nüssen für vier Personen:

Zutaten:

- 1/2 Tasse Chiasamen
- 2 Tassen ungesüßte Mandelmilch
- 2 Esslöffel Ahornsirup
- 1 Teelöffel Vanilleextrakt
- 1/2 Tasse gemischte Früchte (z.B. Blaubeeren, Erdbeeren, Mango)
- 1/4 Tasse gemischte Nüsse (z.B. Mandeln, Walnüsse, Pekannüsse)

Anleitung:

1. In einer mittelgroßen Schüssel die Chiasamen, Mandelmilch, Ahornsirup und Vanilleextrakt vermischen.
2. Die Schüssel mit einem Deckel verschließen und für mindestens 2 Stunden, oder über Nacht im Kühlschrank kalt stellen, bis die Chiasamen das Flüssige vollständig aufgenommen haben und eine puddingartige Konsistenz entsteht.
3. Die Früchte waschen und in kleine Stücke schneiden.
4. Die Nüsse grob hacken.
5. Den Chia-Pudding in vier Schüsseln aufteilen und mit den Früchten und Nüssen garnieren.
6. Servieren und genießen!

Protein-Shake mit Mandelmilch und Beeren (für vier Personen):

Zutaten:

- 2 Tassen Mandelmilch
- 1 Tasse gefrorene Beeren (z.B. Erdbeeren, Heidelbeeren, Himbeeren)
- 1 Banane
- 2 Scoops Protein-Pulver (Geschmack nach Wahl)
- Optional: Honig oder Agavendicksaft zum Süßen

Anleitung:

1. Alle Zutaten in einen Mixer geben und auf hoher Stufe mixen, bis eine cremige Konsistenz erreicht ist.
2. Falls der Shake zu dickflüssig ist, kann man noch etwas mehr Mandelmilch hinzufügen.
3. In Gläser füllen und servieren.

Omelett mit Gemüse und Vollkornbrot (für vier Personen):

Zutaten:

- 8 Eier
- 1 rote Paprika, gewürfelt
- 1 Zucchini, gewürfelt
- 1 Zwiebel, gehackt
- 2 Knoblauchzehen, gehackt
- 1/2 Tasse geriebener Käse (z.B. Cheddar oder Gouda)
- 2 EL Olivenöl
- Salz und Pfeffer
- 4 Scheiben Vollkornbrot

Anleitung:

1. Das Gemüse in einer Pfanne mit 1 EL Olivenöl anbraten, bis es weich ist.
2. Eier in einer Schüssel verquirlen und mit Salz und Pfeffer würzen.
3. In einer separaten Pfanne 1 EL Olivenöl erhitzen und die Eier hinzufügen.
4. Wenn das Omelett fast fertig ist, das Gemüse und den Käse darauf legen und das Omelett zusammenklappen.
5. Vollkornbrot toasten und zusammen mit dem Omelett servieren.

Guten Appetit!

Vollkorn-Waffeln mit Obst und Joghurt für vier Personen:

Zutaten:

- 200 g Vollkornmehl
- 2 TL Backpulver
- 1 EL Zucker
- 1 Prise Salz
- 2 Eier
- 250 ml Milch
- 50 g geschmolzene Butter
- Obst nach Wahl (z.B. Beeren, Bananen, Äpfel)
- Joghurt

Zubereitung:

1. In einer Schüssel Vollkornmehl, Backpulver, Zucker und Salz vermischen.
2. In einer anderen Schüssel Eier aufschlagen und mit Milch und geschmolzener Butter vermischen.
3. Die flüssigen Zutaten zur Mehlmischung geben und zu einem Teig verrühren.
4. Das Waffeleisen vorheizen und einfetten.
5. Den Teig portionsweise in das Waffeleisen geben und goldbraun backen.
6. Das Obst waschen und schneiden.
7. Die Waffeln auf Teller verteilen, mit Obst und Joghurt servieren.

Gemüse-Quiche mit Vollkorn-Teig für vier Personen:

Zutaten: Für den Teig:

- 200 g Vollkornmehl
- 100 g kalte Butter
- 1 Ei
- 1/2 TL Salz
- 2-3 EL kaltes Wasser

Für die Füllung:

- 1 Zucchini
- 1 Paprika
- 1 Zwiebel
- 100 g Champignons
- 3 Eier
- 200 ml Sahne
- 100 g geriebener Käse
- Salz und Pfeffer
- Olivenöl

Zubereitung:

1. Für den Teig Vollkornmehl, kalte Butter in Stückchen, Ei und Salz in eine Schüssel geben. Mit den Händen zu einem glatten Teig verkneten. Wenn der Teig zu trocken ist, etwas kaltes Wasser hinzufügen.
2. Den Teig in eine Quicheform drücken und mit einer Gabel mehrmals einstechen. Im Kühlschrank mindestens 30 Minuten ruhen lassen.

3. Den Backofen auf 180 Grad vorheizen.
4. Zucchini und Paprika waschen und in kleine Würfel schneiden. Die Zwiebel schälen und ebenfalls würfeln. Die Champignons putzen und in Scheiben schneiden.
5. Eine Pfanne mit etwas Olivenöl erhitzen. Die Zucchini, Paprika, Zwiebeln und Champignons darin anbraten und mit Salz und Pfeffer würzen.
6. Die Eier in einer Schüssel verquirlen und mit Sahne und geriebenem Käse vermischen. Mit Salz und Pfeffer abschmecken.
7. Das Gemüse auf dem Teigboden verteilen. Die Eier-Sahne-Mischung darüber gießen.
8. Die Quiche im vorgeheizten Backofen ca. 30-35 Minuten backen, bis sie goldbraun ist.
9. Aus dem Ofen nehmen und etwas abkühlen lassen. Dann in Stücke schneiden und servieren.

Smoothie-Bowl mit Beeren, Mandelmilch und Kokosraspeln für vier Personen:

Zutaten:

- 2 Bananen
- 2 Tassen gemischte Beeren (z.B. Erdbeeren, Himbeeren, Heidelbeeren)
- 1 Tasse Mandelmilch
- 1 Tasse gefrorene Mango-Stücke
- 1 TL Honig
- 4 EL Kokosraspeln
- Toppings nach Wahl (z.B. Chiasamen, gehackte Nüsse, weitere Beeren)

Zubereitung:

1. Die Bananen schälen und in Stücke schneiden.
2. Die gemischten Beeren waschen und abtropfen lassen.
3. Die Bananen, Beeren, Mandelmilch, gefrorene Mango-Stücke und Honig in einen Mixer geben und alles fein pürieren.
4. Die Smoothie-Mischung in vier Schalen verteilen.
5. Die Kokosraspeln in einer Pfanne ohne Öl goldbraun rösten und anschließend über die Smoothie-Bowls streuen.
6. Die Bowls mit Toppings nach Wahl garnieren und sofort servieren.

Shakshuka mit Vollkornbrot für vier Personen:

Zutaten:

- 1 Zwiebel
- 2 Paprikaschoten
- 2 Knoblauchzehen
- 400 g gehackte Tomaten (aus der Dose oder frisch)
- 4 Eier
- 1 TL Kreuzkümmel
- 1 TL Paprikapulver
- 1/2 TL Cayennepfeffer
- Salz und Pfeffer
- Olivenöl
- 4 Scheiben Vollkornbrot

Zubereitung:

1. Die Zwiebel und Knoblauchzehen schälen und fein hacken. Die Paprikaschoten waschen, entkernen und in kleine Stücke schneiden.
2. Eine Pfanne mit Olivenöl erhitzen und die Zwiebeln darin glasig dünsten.
3. Den Knoblauch und die Paprikastücke hinzufügen und für etwa fünf Minuten anbraten.
4. Die gehackten Tomaten, Kreuzkümmel, Paprikapulver und Cayennepfeffer in die Pfanne geben und für etwa 10-15 Minuten köcheln lassen, bis die Sauce etwas eingedickt ist. Mit Salz und Pfeffer abschmecken.
5. Mit einem Löffel vier Vertiefungen in die Sauce drücken und je ein Ei hineinschlagen.

6. Die Pfanne für 5-10 Minuten im geschlossenen Zustand auf niedriger Stufe weiterköcheln lassen, bis das Eiweiß gestockt ist, aber das Eigelb noch flüssig ist.
7. Die Shakshuka auf Teller verteilen, mit Vollkornbrot servieren und direkt genießen.

Vollkornbrötchen mit Hüttenkäse und Obst für vier Personen:

Zutaten:

- 4 Vollkornbrötchen
- 200g Hüttenkäse
- 1 Apfel
- 1 Birne
- 1 Handvoll Walnüsse
- 1 TL Honig
- Salz und Pfeffer nach Geschmack

Anleitung:

1. Brötchen halbieren und im Ofen oder Toaster kurz aufbacken.
2. Hüttenkäse in eine Schüssel geben und mit Salz und Pfeffer würzen.
3. Apfel und Birne waschen, entkernen und in kleine Stücke schneiden.
4. Walnüsse grob hacken.
5. Hüttenkäse auf die untere Hälfte der Brötchen verteilen.
6. Obst und Nüsse darauf verteilen.
7. Honig darüberträufeln.
8. Obere Brötchenhälfte daraufsetzen und servieren.

Frischkornbrei mit Nüssen und Obst für vier Personen:

Zutaten:

- 1 Tasse Frischkornflocken (oder Haferflocken)
- 2 Tassen Wasser
- 1 Prise Salz
- 1 Banane
- 1 Apfel
- 1 Handvoll Nüsse (z.B. Mandeln, Haselnüsse, Walnüsse)
- 1 TL Zimt
- 1 EL Honig

Anleitung:

1. Frischkornflocken mit Wasser und einer Prise Salz in einen Topf geben und unter Rühren zum Kochen bringen.
2. Hitze reduzieren und unter gelegentlichem Rühren 5-10 Minuten köcheln lassen, bis die Masse dick und cremig ist.
3. Banane und Apfel waschen, entkernen und in kleine Stücke schneiden.
4. Nüsse grob hacken.
5. Obst und Nüsse zum Frischkornbrei geben und gut unterrühren.
6. Zimt und Honig hinzufügen und nochmals gut vermischen.
7. Frischkornbrei auf Schüsseln verteilen und servieren. Optional können Sie mit frischen Früchten oder Nüssen garnieren.

5. Snackideen

Fruchtspieße für vier Personen:

Zutaten:

- 2 Bananen
- 1 Ananas
- 1 Mango
- 1 Papaya
- 1 Kiwi
- 8 Holzspieße

Anleitung:

1. Schneiden Sie die Bananen in dicke Scheiben und die Ananas, Mango und Papaya in mundgerechte Stücke.
2. Schneiden Sie die Kiwi in dünne Scheiben.
3. Stecken Sie die Früchte auf die Holzspieße und ordnen Sie sie nach Belieben an.
4. Servieren Sie die Fruchtspieße sofort oder kühlen Sie sie im Kühlschrank, bis Sie sie servieren möchten.

Gemüsesticks mit Hummus oder Guacamole für vier Personen:

Zutaten:

- 2 Karotten
- 1 rote Paprika
- 1 grüne Paprika
- 1 gelbe Paprika
- 1/2 Gurke
- 1 Tasse Hummus oder Guacamole

Anleitung:

1. Schneiden Sie die Karotten in Sticks und die Paprika und Gurke in mundgerechte Stücke.
2. Ordnen Sie das Gemüse auf einer Servierplatte an.
3. Servieren Sie das Gemüse mit einer Tasse Hummus oder Guacamole als Dip.
4. Genießen Sie die Gemüsesticks als gesunden Snack oder als Vorspeise.

Ein kleiner Apfel mit Mandelbutter für vier Personen:

Zutaten:

- 4 kleine Äpfel
- 1/2 Tasse Mandelbutter
- 1/4 Tasse Granola

Anleitung:

1. Waschen Sie die Äpfel und schneiden Sie sie in dünne Scheiben.
2. Verteilen Sie die Mandelbutter auf einer Servierplatte.
3. Legen Sie die Apfelscheiben auf die Mandelbutter.
4. Bestreuen Sie das Ganze mit Granola und servieren Sie es sofort.

Beeren mit griechischem Joghurt für vier Personen:

Zutaten:

- 2 Tassen gemischte Beeren (z.B. Erdbeeren, Heidelbeeren, Himbeeren)
- 2 Tassen griechischer Joghurt
- 2 EL Honig
- 1/4 Tasse Mandelsplitter

Anleitung:

1. Waschen Sie die Beeren und schneiden Sie größere Beeren in mundgerechte Stücke.
2. Verteilen Sie den griechischen Joghurt auf vier Schüsseln.
3. Legen Sie die Beeren auf den Joghurt.
4. Träufeln Sie den Honig über die Beeren.
5. Bestreuen Sie das Ganze mit Mandelsplittern und servieren Sie es sofort.

Ein hartgekochtes Ei mit Gemüsesticks für vier Personen:

Zutaten:

- 4 hartgekochte Eier
- 2 Karotten
- 1 Selleriestange
- 1/2 rote Paprika
- 1/2 gelbe Paprika
- 1/2 Gurke
- Salz und Pfeffer nach Geschmack

Anleitung:

1. Schälen Sie die hartgekochten Eier und schneiden Sie sie in Hälften.
2. Schneiden Sie die Karotten, Selleriestange, rote und gelbe Paprika sowie Gurke in Sticks.
3. Ordnen Sie die Eier und das Gemüse auf einer Servierplatte an.
4. Mit Salz und Pfeffer würzen und servieren.

Edamame-Bohnen mit Meersalz für vier Personen:

Zutaten:

- 2 Tassen Edamame-Bohnen (entweder tiefgefroren oder frisch)
- 2 EL Meersalz

Anleitung:

1. Bringen Sie einen großen Topf mit Wasser zum Kochen und fügen Sie das Meersalz hinzu.
2. Geben Sie die Edamame-Bohnen ins kochende Wasser und lassen Sie sie für 3-5 Minuten kochen (bei frischen Bohnen) oder 5-7 Minuten (bei tiefgefrorenen Bohnen) bis sie weich sind.
3. Gießen Sie die Edamame-Bohnen ab und spülen Sie sie unter kaltem Wasser ab, um den Kochvorgang zu stoppen.
4. Legen Sie die Bohnen auf einer Servierplatte an und bestreuen Sie sie mit Meersalz.
5. Servieren Sie die Edamame-Bohnen als gesunden und proteinreichen Snack.

Reiswaffeln mit Mandelbutter und Bananenscheiben für vier Personen:

Zutaten:

- 4 Reiswaffeln
- 1/2 Tasse Mandelbutter
- 2 Bananen, in dünne Scheiben geschnitten

Anleitung:

1. Legen Sie die Reiswaffeln auf eine Servierplatte.
2. Verteilen Sie die Mandelbutter großzügig auf den Reiswaffeln.
3. Legen Sie die Bananenscheiben auf die Mandelbutter.
4. Servieren Sie die Reiswaffeln sofort.

Gebratene Kichererbsen mit Paprika und Gewürzen für vier Personen:

Zutaten:

- 2 Dosen Kichererbsen, abgespült und abgetropft
- 1 rote Paprika, in kleine Stücke geschnitten
- 1 TL Knoblauchpulver
- 1 TL Paprikapulver
- 1/2 TL Kreuzkümmel
- 1/4 TL Cayennepfeffer
- 1 EL Olivenöl
- Salz und Pfeffer nach Geschmack

Anleitung:

1. Erhitzen Sie das Olivenöl in einer Pfanne bei mittlerer Hitze.
2. Geben Sie die abgetropften Kichererbsen in die Pfanne und braten Sie sie 5-7 Minuten lang, bis sie goldbraun und knusprig sind.
3. Geben Sie die rote Paprika und die Gewürze hinzu und braten Sie sie weitere 2-3 Minuten lang, bis das Gemüse weich und die Kichererbsen gut gewürzt sind.
4. Mit Salz und Pfeffer würzen und servieren. Die gebratenen Kichererbsen können warm oder bei Raumtemperatur serviert werden.

Vollkorn-Cracker mit Avocado und Tomate für vier Personen:

Zutaten:

- 16 Vollkorn-Cracker
- 1 reife Avocado
- 1 Tomate, in dünne Scheiben geschnitten
- Saft von 1/2 Zitrone
- Salz und Pfeffer nach Geschmack

Anleitung:

1. Schneiden Sie die Avocado in der Mitte durch und entfernen Sie den Kern.
2. Löffeln Sie das Fruchtfleisch in eine Schüssel und zerdrücken Sie es mit einer Gabel zu einer cremigen Konsistenz.
3. Fügen Sie den Zitronensaft und eine Prise Salz und Pfeffer hinzu und mischen Sie alles gut durch.
4. Legen Sie die Vollkorn-Cracker auf eine Servierplatte.
5. Verteilen Sie die Avocado-Creme auf den Crackern.
6. Legen Sie eine Tomatenscheibe auf jede Avocado-Schicht.
7. Mit Salz und Pfeffer würzen und servieren.

Frisches Obst wie Beeren, Trauben, Aprikosen oder Orangenscheiben für vier Personen:

Zutaten:

- Eine Auswahl an frischen Beeren wie Erdbeeren, Blaubeeren, Himbeeren oder Brombeeren
- 1 Tasse Trauben
- 4 Aprikosen, entkernt und in Scheiben geschnitten
- 2 Orangen, geschält und in Scheiben geschnitten

Anleitung:

1. Legen Sie das frische Obst auf eine Servierplatte.
2. Ordnen Sie die verschiedenen Obstsorten schön an.
3. Servieren Sie das frische Obst als gesunden und erfrischenden Snack.

Ein kleiner Salat mit Gemüse und gebratenem Tofu für vier Personen:

Zutaten:

- 4 Tassen gemischtes Blattgemüse (z.B. Spinat, Rucola, Radicchio)
- 1 rote Paprika, in dünne Streifen geschnitten
- 1/2 Gurke, in dünne Scheiben geschnitten
- 1 Karotte, geschält und in dünne Scheiben geschnitten
- 1 Packung fester Tofu, in Würfel geschnitten
- 2 EL Olivenöl
- 1 EL Sojasauce
- 1 Knoblauchzehe, gehackt
- 1 EL Honig
- 2 EL Limettensaft
- Salz und Pfeffer nach Geschmack

Anleitung:

1. Erhitzen Sie das Olivenöl in einer Pfanne bei mittlerer Hitze.
2. Geben Sie den Tofu in die Pfanne und braten Sie ihn 5-7 Minuten lang, bis er goldbraun und knusprig ist.
3. Geben Sie die Sojasauce, den Knoblauch und den Honig hinzu und braten Sie alles weitere 2-3 Minuten lang, bis der Tofu gut gewürzt ist.
4. Legen Sie das gemischte Blattgemüse auf eine Servierplatte.
5. Verteilen Sie die Paprikastreifen, Gurkenscheiben und Karottenscheiben auf dem Blattgemüse.

6. Legen Sie den gebratenen Tofu auf den Salat.
7. In einer kleinen Schüssel den Limettensaft, Salz und Pfeffer zu einem Dressing vermengen.
8. Das Dressing über den Salat gießen und servieren.

Ein griechischer Joghurt mit Zimt und gehackten Nüssen für vier Personen:

Zutaten:

- 2 Tassen griechischer Joghurt
- 1/2 Teelöffel Zimt
- 1/4 Tasse gehackte Nüsse (z.B. Mandeln, Walnüsse oder Haselnüsse)
- Honig zum Süßen (optional)

Anleitung:

1. Legen Sie den griechischen Joghurt in eine Schüssel.
2. Fügen Sie den Zimt hinzu und mischen Sie alles gut durch.
3. Streuen Sie die gehackten Nüsse über den Joghurt.
4. Falls gewünscht, können Sie den Joghurt mit Honig süßen.
5. Servieren Sie den griechischen Joghurt mit Zimt und gehackten Nüssen als gesunden und köstlichen Snack.

Geröstete Kokosnuss-Chips für vier Personen:

Zutaten:

- 2 Tassen Kokosnuss-Chips
- 1 EL geschmolzenes Kokosöl
- 1 TL Honig
- Prise Salz

Anleitung:

1. Den Ofen auf 180°C vorheizen.
2. Legen Sie die Kokosnuss-Chips auf ein Back-blech.
3. Das geschmolzene Kokosöl, Honig und Salz auf die Chips geben und vermischen.
4. Die Chips im Ofen für 5-10 Minuten rösten, bis sie goldbraun und knusprig sind.
5. Aus dem Ofen nehmen und abkühlen lassen.
6. In einer Schüssel servieren.

Gekochte Rote-Beete-Scheiben mit Ziegenkäse für vier Personen:

Zutaten:

- 2 Rote Beten
- 100 g Ziegenkäse
- 2 EL Olivenöl
- 1 EL Balsamico Essig
- Salz und Pfeffer

Anleitung:

1. Die Rote Beten schälen und in ca. 1 cm dicke Scheiben schneiden.
2. Die Rote-Beete-Scheiben in kochendem Wasser für ca. 20-30 Minuten kochen, bis sie weich sind.
3. Die gekochten Rote-Beete-Scheiben abtropfen lassen und auf einer Servierplatte anrichten.
4. Den Ziegenkäse in kleine Stücke zerteilen und auf die Rote-Beete-Scheiben legen.
5. Das Olivenöl und den Balsamico Essig in einer kleinen Schüssel vermischen und über die Rote-Beete-Scheiben und den Ziegenkäse gießen.
6. Mit Salz und Pfeffer würzen und servieren.

Eine kleine Portion Quinoa-Salat mit Gemüse für vier Personen:

Zutaten:

- 1 Tasse Quinoa
- 2 Tassen Wasser
- 1 rote Paprika, gewürfelt
- 1 gelbe Paprika, gewürfelt
- 1 kleine rote Zwiebel, gewürfelt
- 1 kleine Salatgurke, gewürfelt
- 1 Tomate, gewürfelt
- 2 EL Olivenöl
- 2 EL Balsamico-Essig
- Salz und Pfeffer nach Geschmack

Anleitung:

1. Die Quinoa mit Wasser in einem Topf vermischen und zum Kochen bringen.
2. Die Hitze reduzieren und die Quinoa abgedeckt für 15-20 Minuten köcheln lassen, bis sie weich ist.
3. Die gekochte Quinoa in eine große Schüssel geben und abkühlen lassen.
4. Fügen Sie die gewürfelte Paprika, Zwiebel, Salatgurke und Tomate hinzu.
5. In einer kleinen Schüssel das Olivenöl, Balsamico-Essig, Salz und Pfeffer verrühren.
6. Die Dressing-Mischung über den Salat gießen und gut vermischen.
7. Vor dem Servieren ca. 30 Minuten im Kühlschrank abkühlen lassen.

Ein Smoothie mit Mandelmilch, Spinat und Beeren für vier Personen:

Zutaten:

- 2 Tassen Mandelmilch
- 2 Handvoll Spinatblätter
- 2 Tassen gemischte Beeren (z.B. Himbeeren, Blaubeeren, Erdbeeren)
- 1 Banane, geschält
- 1 EL Honig (optional)

Anleitung:

1. Alle Zutaten in einen Mixer geben und auf hoher Stufe mixen, bis sie glatt sind.
2. Wenn der Smoothie zu dick ist, fügen Sie etwas mehr Mandelmilch hinzu.
3. In vier Gläser gießen und servieren. Optional können Sie mit zusätzlichen Beeren garnieren.

Eiweiß-Shake mit Mandelmilch und Banane für vier Personen:

Zutaten:

- 2 reife Bananen, geschält und in Stücke geschnitten
- 2 Tassen Mandelmilch
- 4 EL Vanille-Proteinpulver
- 2 EL Honig (optional)

Anleitung:

1. Geben Sie die Bananen, Mandelmilch, Vanille-Proteinpulver und optional Honig in einen Mixer.
2. Mixen Sie die Zutaten auf hoher Stufe, bis sie glatt sind.
3. Fügen Sie bei Bedarf mehr Mandelmilch hinzu, um die gewünschte Konsistenz zu erreichen.
4. Gießen Sie den Shake in vier Gläser und servieren Sie ihn kalt.

Gebratene Zucchinischeiben mit Tomaten und Feta für vier Personen:

Zutaten:

- 2 mittelgroße Zucchini, in Scheiben geschnitten
- 2 Tomaten, in Scheiben geschnitten
- 1/2 Tasse Feta-Käse, zerbröckelt
- 2 EL Olivenöl
- 1 TL Knoblauchpulver
- 1 TL Paprikapulver
- Salz und Pfeffer nach Geschmack

Anleitung:

1. Erhitzen Sie das Olivenöl in einer Pfanne bei mittlerer Hitze.
2. Fügen Sie die Zucchinischeiben hinzu und braten Sie sie für 5-7 Minuten, bis sie leicht gebräunt sind.
3. Fügen Sie die Tomatenscheiben hinzu und braten Sie sie für weitere 2-3 Minuten, bis sie weich sind.
4. Streuen Sie den Feta-Käse, das Knoblauchpulver und das Paprikapulver über die Zucchini- und Tomatenscheiben.
5. Braten Sie die Mischung für weitere 1-2 Minuten, bis der Feta-Käse weich geworden ist.
6. Mit Salz und Pfeffer abschmecken.
7. Servieren Sie die gebratenen Zucchinischeiben mit Tomaten und Feta als Beilage oder als Hauptgericht.

Vollkorn-Popcorn mit Olivenöl und Meersalz für vier Personen:

Zutaten:

- 1/2 Tasse Vollkorn-Popcorn-Mais
- 2 EL Olivenöl
- Meersalz nach Geschmack

Anleitung:

1. Erhitzen Sie das Olivenöl in einem Topf bei mittlerer Hitze.
2. Fügen Sie den Vollkorn-Popcorn-Mais hinzu und bedecken Sie den Topf mit einem Deckel.
3. Schütteln Sie den Topf gelegentlich, um sicherzustellen, dass das Popcorn gleichmäßig gepoppt wird.
4. Wenn das Popcorn fertig ist, nehmen Sie den Topf vom Herd und fügen Sie Meersalz nach Geschmack hinzu.
5. Verteilen Sie das Popcorn auf vier Schüsseln und servieren Sie es sofort.

Optional: Für eine zusätzliche Geschmacksnote können Sie auch andere Gewürze wie Paprikapulver, Knoblauchpulver oder geriebenen Parmesan hinzufügen.

6. Vorspeisen und Salate

Gemüsesuppe für vier Personen:

Zutaten:

- 1 Zwiebel, gehackt
- 2 Knoblauchzehen, gehackt
- 2 Karotten, in Würfel geschnitten
- 2 Selleriestangen, in Würfel geschnitten
- 1 Kartoffel, geschält und in Würfel geschnitten
- 1 Liter Gemüsebrühe
- 1 TL getrockneter Thymian
- 1 TL getrockneter Oregano
- Salz und Pfeffer nach Geschmack
- 1 EL Olivenöl

Anleitung:

1. Erhitzen Sie das Olivenöl in einem großen Topf bei mittlerer Hitze.
2. Fügen Sie die Zwiebel und den Knoblauch hinzu und braten Sie sie an, bis sie weich und duftend sind.
3. Fügen Sie die Karotten, den Sellerie und die Kartoffel hinzu und braten Sie sie für weitere 5 Minuten an.
4. Fügen Sie die Gemüsebrühe, den Thymian und den Oregano hinzu und bringen Sie die Suppe zum Kochen.
5. Reduzieren Sie die Hitze und lassen Sie die Suppe für etwa 20 Minuten köcheln, bis das Gemüse weich ist.

6. Würzen Sie die Suppe mit Salz und Pfeffer nach Geschmack.
7. Verteilen Sie die Suppe auf vier Schüsseln und servieren Sie sie heiß.

Gurken-Avocado-Salat für vier Personen:

Zutaten:

- 1 große Gurke, geschält und in dünne Scheiben geschnitten
- 2 reife Avocados, geschält und in Würfel geschnitten
- 1/4 rote Zwiebel, in dünne Scheiben geschnitten
- 2 EL Olivenöl
- 1 EL Limettensaft
- Salz und Pfeffer nach Geschmack
- 2 EL gehackte frische Petersilie

Anleitung:

1. In einer großen Schüssel die Gurkenscheiben, die Avocado-Würfel und die rote Zwiebel vermengen.
2. Fügen Sie das Olivenöl und den Limettensaft hinzu und werfen Sie alles, bis es gleichmäßig bedeckt ist.
3. Würzen Sie den Salat mit Salz und Pfeffer nach Geschmack.
4. Streuen Sie die gehackte Petersilie über den Salat und servieren Sie ihn sofort.

Tomaten-Mozzarella-Salat für vier Personen:

Zutaten:

- 4 Tomaten, in Scheiben geschnitten
- 250 g Mozzarella-Kugeln, abgetropft
- 1/4 rote Zwiebel, in dünne Scheiben geschnitten
- 2 EL Olivenöl
- 1 EL Balsamico-Essig
- Salz und Pfeffer nach Geschmack
- 2 EL gehackte frische Basilikumblätter

Anleitung:

1. Auf einer großen Servierplatte die Tomatenscheiben und die Mozzarella-Kugeln abwechselnd anrichten.
2. Die roten Zwiebelscheiben über den Salat streuen.
3. In einer kleinen Schüssel das Olivenöl, den Balsamico-Essig, Salz und Pfeffer zu einer Vinaigrette verrühren.
4. Die Vinaigrette über den Salat träufeln.
5. Die gehackten Basilikumblätter über den Salat streuen und servieren.

Gegrillte Zucchini-Scheiben für vier Personen:

Zutaten:

- 2 mittelgroße Zucchini, in Scheiben geschnitten
- 2 EL Olivenöl
- 2 Knoblauchzehen, gehackt
- 1 TL getrockneter Oregano
- Salz und Pfeffer nach Geschmack

Anleitung:

1. Die Zucchinischeiben mit Olivenöl beträufeln und mit Knoblauch, Oregano, Salz und Pfeffer würzen.
2. Erhitzen Sie eine Grillpfanne bei mittlerer Hitze.
3. Die Zucchinischeiben in der Grillpfanne grillen, bis sie weich und leicht gebräunt sind.
4. Die Zucchinischeiben auf einer Servierplatte anrichten und heiß servieren.

Bunter Gemüseteller mit Hummus-Dip für vier Personen:

Zutaten:

- 2 Karotten, in Sticks geschnitten
- 2 Paprikaschoten, in Streifen geschnitten
- 2 Selleriestangen, in Sticks geschnitten
- 1 Brokkoli, in Röschen geschnitten
- 1 Tasse Hummus

Anleitung:

1. Das Gemüse waschen und schneiden.
2. Das Gemüse auf einer Servierplatte anrichten.
3. In der Mitte der Servierplatte den Hummus-Dip platzieren.
4. Servieren und mit dem Hummus-Dip genießen.

Rote Bete Salat für vier Personen:

Zutaten:

- 3 mittelgroße Rote Bete, geschält und in dünne Scheiben geschnitten
- 1/2 rote Zwiebel, in dünne Scheiben geschnitten
- 1/2 Tasse Walnüsse, grob gehackt
- 1/4 Tasse gehackte Petersilie
- 1/4 Tasse gehackter Dill
- 3 EL Olivenöl
- 2 EL Balsamico-Essig
- 1 EL Honig
- Salz und Pfeffer nach Geschmack

Anleitung:

1. Die Rote Bete in eine große Schüssel geben.
2. Die Zwiebel, Walnüsse, Petersilie und Dill hinzufügen und alles vorsichtig vermengen.
3. In einer kleinen Schüssel das Olivenöl, den Balsamico-Essig, Honig, Salz und Pfeffer zu einer Vinaigrette verrühren.
4. Die Vinaigrette über den Salat gießen und vorsichtig vermengen.
5. Den Salat mindestens 30 Minuten im Kühlschrank ziehen lassen, bevor er serviert wird.

Edamame für vier Personen:

Zutaten:

- 2 Tassen Edamame-Bohnen (ungefroren)
- 1 EL Olivenöl
- 1/2 TL Meersalz

Anleitung:

1. Die Edamame-Bohnen in einem Sieb unter fließendem Wasser abspülen.
2. Einen Topf mit Wasser zum Kochen bringen und die Edamame-Bohnen hinzufügen.
3. Die Bohnen für ca. 5-7 Minuten kochen, bis sie weich sind.
4. Die Bohnen abgießen und zurück in den Topf geben.
5. Olivenöl und Meersalz hinzufügen und vorsichtig umrühren.
6. Die Edamame-Bohnen auf einer Servierplatte anrichten und servieren.

Quinoa-Salat für vier Personen:

Zutaten:

- 1 Tasse Quinoa
- 2 Tassen Gemüsebrühe
- 1 rote Paprika, gewürfelt
- 1 gelbe Paprika, gewürfelt
- 1/2 Gurke, gewürfelt
- 1/2 rote Zwiebel, gewürfelt
- 1/2 Tasse Kirschtomaten, halbiert
- 1/4 Tasse gehackte Petersilie
- 1/4 Tasse gehackter Koriander
- 3 EL Olivenöl
- 2 EL Zitronensaft
- 1 TL Kreuzkümmel
- Salz und Pfeffer nach Geschmack

Anleitung:

1. Den Quinoa in einem feinmaschigen Sieb unter fließendem Wasser abspülen, um die Bitterstoffe zu entfernen.
2. In einem Topf die Gemüsebrühe zum Kochen bringen und den Quinoa hinzufügen.
3. Die Hitze reduzieren und den Quinoa zugedeckt für ca. 15 Minuten köcheln lassen, bis er weich und die Flüssigkeit vollständig aufgenommen ist.
4. Den Quinoa abkühlen lassen und in eine große Schüssel geben.
5. Die Paprika, Gurke, rote Zwiebel, Kirschtomaten, Petersilie und Koriander zum Quinoa hinzufügen und vorsichtig vermengen.

6. In einer kleinen Schüssel das Olivenöl, den Zitronensaft, Kreuzkümmel, Salz und Pfeffer zu einer Vinaigrette verrühren.
7. Die Vinaigrette über den Salat gießen und vorsichtig vermengen.
8. Den Salat mindestens 30 Minuten im Kühlschrank ziehen lassen, bevor er serviert wird.

Gefüllte Paprika für vier Personen

Zutaten:

- 4 große Paprikaschoten
- 1 Tasse gekochter Quinoa
- 1 Zwiebel, gewürfelt
- 2 Knoblauchzehen, gehackt
- 1 Tasse gewürfelte Tomaten
- 1 Tasse gewürfelte Zucchini
- 1 Tasse gewürfelte Karotten
- 1 Tasse gewürfelte Pilze
- 1 Teelöffel Paprikapulver
- 1 Teelöffel Kreuzkümmel
- Salz und Pfeffer nach Geschmack
- 2 Esslöffel Olivenöl

Anleitung:

1. Ofen auf 200 Grad vorheizen.
2. Schneiden Sie die Oberseite jeder Paprikaschote ab und entfernen Sie die Kerne und Samen.
3. In einem Topf das Olivenöl erhitzen und Zwiebeln und Knoblauch anbraten, bis sie weich sind.
4. Fügen Sie die Tomaten, Zucchini, Karotten und Pilze hinzu und kochen Sie sie, bis sie weich sind.
5. Fügen Sie das Paprikapulver, Kreuzkümmel, Salz und Pfeffer hinzu und rühren Sie es gut um.
6. Fügen Sie den gekochten Quinoa hinzu und mischen Sie alles gut durch.

7. Füllen Sie jede Paprikaschote mit der Quinoa-Gemüse-Mischung und legen Sie die Oberseiten wieder auf.
8. Die gefüllten Paprikaschoten in eine Backform geben und für 30-40 Minuten backen, bis die Paprikaschoten weich und die Füllung heiß ist.

Brokkoli-Suppe für vier Personen

Zutaten:

- 2 Tassen Brokkoliröschen
- 1 Zwiebel, gewürfelt
- 2 Knoblauchzehen, gehackt
- 4 Tassen Gemüsebrühe
- 1 Tasse Milch oder Milchalternative
- 1 Esslöffel Olivenöl
- Salz und Pfeffer nach Geschmack

Anleitung:

1. In einem großen Topf das Olivenöl erhitzen und Zwiebeln und Knoblauch anbraten, bis sie weich sind.
2. Fügen Sie die Brokkoliröschen und Gemüsebrühe hinzu und bringen Sie es zum Kochen.
3. Reduzieren Sie die Hitze und lassen Sie es köcheln, bis der Brokkoli weich ist.
4. Nehmen Sie den Topf vom Herd und lassen Sie die Suppe etwas abkühlen.
5. Mit einem Pürierstab die Suppe pürieren, bis sie glatt ist.
6. Fügen Sie Milch hinzu und rühren Sie es gut um.
7. Die Suppe erneut erhitzen, aber nicht kochen lassen.
8. Mit Salz und Pfeffer abschmecken und servieren.

Spargel im Schinkenmantel für vier Personen:

Zutaten:

- 16 Spargelstangen
- 8 Scheiben gekochter Schinken
- 2 EL Olivenöl
- Salz und Pfeffer

Anleitung:

1. Spargel waschen und die holzigen Enden abschneiden.
2. Eine große Pfanne bei mittlerer Hitze erhitzen und Olivenöl hinzufügen.
3. Spargel in die Pfanne geben und mit Salz und Pfeffer würzen. Spargel etwa 8-10 Minuten braten, bis er gar ist.
4. In der Zwischenzeit Schinkenscheiben in der Mitte halbieren.
5. Wenn der Spargel gar ist, jeweils 2 Spargelstangen zusammennehmen und in eine halbierte Schinkenscheibe einwickeln.
6. Schinken eingewickelte Spargelstangen in die Pfanne geben und von allen Seiten etwa 2-3 Minuten braten, bis der Schinken knusprig ist.
7. Auf einem Servierteller anrichten und mit Karotten-Apfel-Salat servieren.

Karotten-Apfel-Salat für vier Personen:

Zutaten:

- 3 mittelgroße Karotten, geraspelt
- 2 Äpfel, geraspelt
- 1/2 Tasse gehackte Walnüsse
- 1/4 Tasse Rosinen
- 1/4 Tasse Zitronensaft
- 1 EL Honig
- 1/4 TL Zimt
- 1/4 TL Salz

Anleitung:

1. Karotten und Äpfel in einer Schüssel mischen.
2. Walnüsse und Rosinen hinzufügen und gut vermengen.
3. In einer separaten Schüssel Zitronensaft, Honig, Zimt und Salz vermischen.
4. Dressing über das Karotten-Apfel-Mischung gießen und gründlich vermischen.
5. Für mindestens 30 Minuten im Kühlschrank ziehen lassen, bevor man den Salat serviert.

Knoblauchgarnelen mit Paprika für vier Personen:

Zutaten:

- 500 g Garnelen, geschält und entdarmt
- 2 rote Paprika, entkernt und in Stücke geschnitten
- 4 Knoblauchzehen, gehackt
- 2 EL Olivenöl
- 1 TL Paprikapulver
- Salz und Pfeffer

Anleitung:

1. Garnelen waschen und trocken tupfen. Paprika waschen, entkernen und in Stücke schneiden. Knoblauch schälen und fein hacken.
2. Eine große Pfanne bei mittlerer Hitze erhitzen und Olivenöl hinzufügen. Knoblauch hinzufügen und kurz anbraten.
3. Paprikastücke in die Pfanne geben und unter gelegentlichem Rühren etwa 5-7 Minuten braten, bis sie weich sind.
4. Garnelen in die Pfanne geben und etwa 3-4 Minuten braten, bis sie gar sind und ihre Farbe verändern. Mit Paprikapulver, Salz und Pfeffer würzen.
5. Garnelen und Paprika auf einem Servierteller anrichten und mit gebackenen Auberginenscheiben servieren.

Gebackene Auberginenscheiben für vier Personen:

Zutaten:

- 2 Auberginen, in Scheiben geschnitten
- 2 Eier, verquirlt
- 1 Tasse Paniermehl
- 1/2 Tasse geriebener Parmesankäse
- 1 TL getrockneter Oregano
- Salz und Pfeffer
- Olivenöl zum Braten

Anleitung:

1. Auberginenscheiben salzen und auf einem Küchentuch etwa 30 Minuten ruhen lassen, um überschüssige Feuchtigkeit abzusaugen.
2. In der Zwischenzeit Eier in eine Schüssel geben und verquirlen. In einer anderen Schüssel Paniermehl, geriebenen Parmesankäse, getrockneten Oregano, Salz und Pfeffer vermengen.
3. Auberginenscheiben trocken tupfen und nacheinander in die Eimischung und dann in die Paniermehlmischung geben, bis sie vollständig bedeckt sind.
4. In einer großen Pfanne bei mittlerer Hitze Olivenöl erhitzen. Auberginenscheiben in die Pfanne geben und etwa 3-4 Minuten von beiden Seiten goldbraun und knusprig braten.
5. Auf einem Servierteller anrichten und mit Knoblauchgarnelen und Paprika servieren.

Grüner Salat mit Avocado für vier Personen:

Zutaten:

- 2 Avocados
- 1 Kopf grüner Salat (z.B. Römersalat oder Feld-salat)
- 1/2 Zitrone
- 2 EL Olivenöl
- Salz und Pfeffer nach Geschmack

Anleitung:

1. Die Avocados schälen und in dünne Scheiben schneiden.
2. Den grünen Salat waschen und trocken schleudern.
3. Die Avocadoscheiben auf dem Salat anrichten.
4. Die Zitrone auspressen und den Saft zusammen mit dem Olivenöl über den Salat geben.
5. Mit Salz und Pfeffer würzen und servieren.

Gurkensalat mit Joghurt-Dressing für vier Personen:

Zutaten:

- 2 Gurken
- 1/2 rote Zwiebel
- 1 Becher griechischer Joghurt
- 1 EL Zitronensaft
- 1 EL Olivenöl
- Salz und Pfeffer nach Geschmack

Anleitung:

1. Die Gurken waschen, schälen und in dünne Scheiben schneiden.
2. Die rote Zwiebel in dünne Ringe schneiden.
3. Den griechischen Joghurt in eine Schüssel geben und mit Zitronensaft, Olivenöl, Salz und Pfeffer vermengen.
4. Die Gurkenscheiben und Zwiebelringe in die Joghurtmischung geben und gut vermengen.
5. Für mindestens 30 Minuten kalt stellen und danach servieren.

Gebackene Kartoffelstücke mit Kräuterquark-Dip:

Zutaten:

- 1 kg Kartoffeln
- 3 EL Olivenöl
- Salz und Pfeffer
- 250 g Quark
- 2 EL saure Sahne
- 2 EL frisch gehackte Kräuter (z.B. Schnittlauch, Petersilie, Dill)
- 1 Knoblauchzehe, fein gehackt
- 1 EL Zitronensaft

Anleitung:

1. Heize den Backofen auf 200°C vor.
2. Schäle die Kartoffeln und schneide sie in gleichmäßige Stücke.
3. Lege die Kartoffelstücke auf ein Backblech und beträufle sie mit Olivenöl. Salze und pfeffere nach Geschmack.
4. Backe die Kartoffeln im vorgeheizten Ofen für etwa 25 Minuten, bis sie goldbraun und knusprig sind.
5. Währenddessen, vermische den Quark, die saure Sahne, die gehackten Kräuter, den Knoblauch und den Zitronensaft in einer Schüssel. Rühre gut um, bis alles gut vermischt ist.
6. Serviere die gebackenen Kartoffelstücke mit dem Kräuterquark-Dip.

Linsensalat für vier Personen

Zutaten:

- 200 g grüne oder braune Linsen
- 1 rote Zwiebel, fein gehackt
- 1 rote Paprika, gewürfelt
- 1 gelbe Paprika, gewürfelt
- 1 Gurke, gewürfelt
- 1 Tomate, gewürfelt
- 2 EL Olivenöl
- 2 EL Balsamico-Essig
- 1 EL Senf
- Salz und Pfeffer
- frische Kräuter (z.B. Petersilie oder Koriander), fein gehackt

Anleitung:

1. Spüle die Linsen gründlich ab und koche sie in einer Pfanne mit Wasser, bis sie weich sind. Das dauert etwa 20-30 Minuten.
2. Während die Linsen kochen, hacke das Gemüse und lege es in eine große Schüssel.
3. In einer separaten Schüssel, rühre das Olivenöl, den Balsamico-Essig, den Senf, Salz und Pfeffer zusammen, um das Dressing zu machen.
4. Wenn die Linsen fertig gekocht sind, lasse sie abtropfen und gib sie zu dem Gemüse in die Schüssel.
5. Gib das Dressing über den Salat und vermische alles gut.
6. Bestreue den Salat mit frischen Kräutern und serviere ihn.

Rucola-Salat mit Tomaten und Parmesan für vier Personen:

- 4 Handvoll Rucola
- 2 große Tomaten, gewürfelt
- 1/2 Tasse geriebener Parmesan
- 1/4 Tasse Olivenöl
- 2 EL Balsamico-Essig
- Salz und Pfeffer nach Geschmack

Zubereitung:

1. Den Rucola waschen und trocken tupfen.
2. Die Tomaten waschen und in kleine Würfel schneiden.
3. Den Parmesan reiben.
4. Olivenöl und Balsamico-Essig in einer Schüssel vermischen.
5. Salz und Pfeffer hinzufügen und gut mischen.
6. Den Rucola auf vier Teller aufteilen.
7. Die gewürfelten Tomaten auf dem Rucola verteilen.
8. Die Parmesanraspel auf dem Salat verteilen.
9. Das Dressing über den Salat gießen und servieren.

Avocado-Tomaten-Salsa mit Tortilla-Chips für vier Personen:

- 2 reife Avocados, entkernt und gewürfelt
- 2 große Tomaten, gewürfelt
- 1/4 Tasse gehackte Zwiebeln
- 1/4 Tasse gehackter Koriander
- 1 EL Limettensaft
- Salz und Pfeffer nach Geschmack
- Tortilla-Chips zum Servieren

Zubereitung:

1. Die gewürfelten Avocados und Tomaten in eine Schüssel geben.
2. Die Zwiebeln und Koriander hinzufügen und alles vorsichtig vermischen.
3. Den Limettensaft über die Mischung gießen und salzen und pfeffern.
4. Nochmals vorsichtig vermischen und etwa 10 Minuten im Kühlschrank ziehen lassen.
5. Die Salsa auf Teller verteilen und mit Tortilla-Chips servieren.

Frischkäse mit Gemüsesticks für vier Personen

Zutaten:

- 200 g Frischkäse
- 1 rote Paprika
- 2 Karotten
- 1/2 Gurke
- Salz und Pfeffer nach Geschmack

Anleitung:

1. Waschen und schälen Sie die Karotten und die Gurke. Schneiden Sie sie in Sticks.
2. Waschen Sie die Paprika und entfernen Sie die Kerne. Schneiden Sie sie ebenfalls in Sticks.
3. Geben Sie den Frischkäse in eine kleine Schüssel und würzen Sie ihn mit Salz und Pfeffer nach Geschmack.
4. Stellen Sie die Gemüsesticks und den Frischkäse auf einem Teller oder einer Platte zusammen anrichten.
5. Servieren Sie den Frischkäse mit den Gemüsesticks als gesunde Snack-Option.

7. Hauptgerichte

Gegrilltes Hähnchen mit Gemüse:

- 4 Hähnchenbrustfilets
- 2 rote Paprika
- 2 Zucchini
- 1 Aubergine
- 1 Zwiebel
- 2 Knoblauchzehen
- Olivenöl
- Salz und Pfeffer

Anleitung:

1. Heizen Sie den Grill vor oder bereiten Sie eine Grillpfanne auf mittlerer bis hoher Hitze vor.
2. Schneiden Sie das Gemüse in mundgerechte Stücke. Die Zwiebel und den Knoblauch hacken.
3. Mischen Sie das Gemüse, die Zwiebel und den Knoblauch in einer Schüssel mit Olivenöl, Salz und Pfeffer.
4. Grillen Sie das Hähnchen für ca. 6-7 Minuten pro Seite oder bis es durchgegart ist.
5. Grillen Sie das Gemüse für ca. 8-10 Minuten, bis es weich und leicht gebräunt ist.
6. Servieren Sie das gegrillte Hähnchen mit dem gegrillten Gemüse als Beilage.

Lachsfilet mit Brokkoli und braunem Reis:

- 4 Lachsfilets
- 2 Brokkoliröschen
- 1 Tasse brauner Reis
- 2 Tassen Wasser
- Olivenöl
- Salz und Pfeffer

Anleitung:

1. Kochen Sie den braunen Reis gemäß den Anweisungen auf der Verpackung.
2. Heizen Sie den Ofen auf 200°C vor.
3. Schneiden Sie die Brokkoliröschen ab und legen Sie sie in eine Ofenform.
4. Legen Sie die Lachsfilets auf den Brokkoli und würzen Sie beides mit Olivenöl, Salz und Pfeffer.
5. Backen Sie das Ganze für ca. 15-20 Minuten oder bis der Lachs durchgegart ist und der Brokkoli weich ist.
6. Servieren Sie den Lachs und Brokkoli auf einer Schale und servieren Sie den braunen Reis als Beilage.

Gemüsepfanne mit Tofu und Quinoa

Zutaten:

- 1 Block Tofu, gewürfelt
- 1 Tasse Quinoa
- 1 Zwiebel, gehackt
- 2 Karotten, gewürfelt
- 1 rote Paprika, gewürfelt
- 1 Zucchini, gewürfelt
- 2 Knoblauchzehen, gehackt
- 1 TL Paprikapulver
- 1 TL Kreuzkümmel
- Salz und Pfeffer
- 2 EL Olivenöl

Zubereitung:

1. Quinoa in einem Sieb unter fließendem Wasser abspülen und in einem Topf mit der doppelten Menge Wasser zum Kochen bringen. Bei niedriger Hitze zugedeckt ca. 15-20 Minuten köcheln lassen, bis das Wasser vollständig aufgesogen ist und der Quinoa gar ist. Vom Herd nehmen und zur Seite stellen.
2. In einer großen Pfanne das Olivenöl bei mittlerer Hitze erhitzen. Zwiebel, Karotten und Paprika hinzufügen und 5 Minuten braten, bis das Gemüse weich ist.
3. Zucchini und Knoblauch hinzufügen und 3-4 Minuten weiterbraten.
4. Den Tofu hinzufügen und 2-3 Minuten anbraten, bis er leicht gebräunt ist.
5. Gewürze hinzufügen und gut umrühren.

6. Den gekochten Quinoa hinzufügen und gut vermischen.
7. Mit Salz und Pfeffer abschmecken und servieren.

Rinderfilet mit Gemüse und Kartoffeln

Zutaten:

- 4 Rinderfilets
- 4 mittelgroße Kartoffeln, in Würfel geschnitten
- 2 Karotten, in Würfel geschnitten
- 1 Zwiebel, in Würfel geschnitten
- 1 rote Paprika, in Würfel geschnitten
- 1 EL Olivenöl
- 2 Knoblauchzehen, gehackt
- 1 TL Rosmarin
- Salz und Pfeffer

Zubereitung:

1. Den Backofen auf 200 Grad Celsius vorheizen.
2. Die Kartoffeln, Karotten, Zwiebel und Paprika in eine große Auflaufform geben. Olivenöl und Knoblauch hinzufügen und gut vermischen.
3. Die Auflaufform in den Backofen stellen und 25-30 Minuten braten, bis das Gemüse weich und goldbraun ist.
4. Die Rinderfilets mit Salz, Pfeffer und Rosmarin würzen.
5. Eine Pfanne bei hoher Hitze erhitzen und die Filets darin 2-3 Minuten pro Seite anbraten, bis sie außen gebräunt und innen noch rosa sind.
6. Die Filets auf einer Servierplatte anrichten und mit dem gebratenen Gemüse und Kartoffeln servieren.

Gebratenen Lachs mit grünem Salat für vier Personen:

Zutaten:

- 4 Lachsfilets
- 2 EL Olivenöl
- Salz und Pfeffer
- 8 Tassen gemischter grüner Salat (z.B. Rucola, Feldsalat, Spinat)
- 1/4 rote Zwiebel, in dünne Scheiben geschnitten
- 1/2 Tasse Cherrytomaten, halbiert
- 1/4 Tasse Olivenöl
- 2 EL frischer Zitronensaft
- 1 TL Dijon-Senf
- 1 TL Honig
- 1 Knoblauchzehe, fein gehackt

Anleitung:

1. Den Ofen auf 200°C vorheizen.
2. Lachsfilets mit 2 EL Olivenöl beträufeln und mit Salz und Pfeffer würzen.
3. Lachsfilets auf ein mit Backpapier ausgelegtes Backblech legen und für ca. 10-12 Minuten im Ofen backen, bis sie durchgegart sind.
4. In der Zwischenzeit den gemischten grünen Salat, die rote Zwiebel und die Cherrytomaten in eine Schüssel geben.
5. Für das Dressing das Olivenöl, den Zitronensaft, den Dijon-Senf, den Honig und den Knoblauch in einer kleinen Schüssel verquirlen.

6. Das Dressing über den Salat geben und gut vermengen.
7. Den gebackenen Lachs auf den Salat legen und servieren.

Zitronenhähnchen mit Gemüse für vier Personen:

Zutaten:

- 4 Hähnchenbrustfilets
- 2 EL Olivenöl
- 2 Knoblauchzehen, gehackt
- 1/4 Tasse frischer Zitronensaft
- 1 TL Paprikapulver
- Salz und Pfeffer
- 2 Tassen frisches Gemüse (z.B. Zucchini, Paprika, Brokkoli), in mundgerechte Stücke geschnitten
- 1/4 Tasse Hühnerbrühe
- 1 EL Butter

Anleitung:

1. Den Ofen auf 200°C vorheizen.
2. Hähnchenbrustfilets mit Olivenöl, Knoblauch, Zitronensaft, Paprikapulver, Salz und Pfeffer marinieren und in eine Auflaufform legen.
3. Das Gemüse um das Hähnchen herum verteilen.
4. Hühnerbrühe über das Hähnchen und Gemüse gießen und mit Butter beträufeln.
5. Die Auflaufform mit Alufolie abdecken und im Ofen für ca. 25-30 Minuten backen.
6. Alufolie entfernen und das Hähnchen und Gemüse im Ofen für weitere 5-10 Minuten bräunen lassen.
7. Aus dem Ofen nehmen und servieren.

Vegetarische Lasagne mit Zucchini und Aubergine für vier Personen:

Zutaten:

- 1 große Zucchini
- 1 große Aubergine
- 1 Zwiebel
- 2 Knoblauchzehen
- 1 Dose Tomatenstücke
- 1 Packung passierte Tomaten
- 200 g geriebener Mozzarella-Käse
- 250 g Lasagne-Blätter
- Olivenöl
- Salz
- Pfeffer
- getrocknetes Basilikum
- getrockneter Oregano

Anleitung:

1. Den Ofen auf 200°C vorheizen.
2. Zucchini und Aubergine waschen und in dünne Scheiben schneiden.
3. Die Zwiebel und den Knoblauch schälen und fein hacken.
4. In einer Pfanne etwas Olivenöl erhitzen und die Zwiebel und den Knoblauch darin glasig anbraten.
5. Die Tomatenstücke und die passierten Tomaten hinzufügen und gut umrühren. Mit Salz, Pfeffer, Basilikum und Oregano würzen und auf niedriger Stufe köcheln lassen.

6. In einer anderen Pfanne die Zucchini- und Auberginenscheiben mit etwas Olivenöl anbraten und mit Salz und Pfeffer würzen.
7. In einer großen Auflaufform zuerst eine Schicht der Tomatensauce verteilen.
8. Darauf eine Schicht Lasagne-Blätter legen, dann eine Schicht der angebratenen Zucchini- und Auberginenscheiben darauf verteilen.
9. Wieder eine Schicht Tomatensauce darauf geben, gefolgt von einer weiteren Schicht Lasagne-Blätter. Diesen Vorgang wiederholen, bis alle Zutaten aufgebraucht sind.
10. Zum Schluss den geriebenen Mozzarella-Käse über die oberste Schicht Lasagne-Blätter streuen.
11. Die Lasagne im vorgeheizten Ofen für 30-40 Minuten backen, bis der Käse goldbraun ist und die Lasagne gar ist.

Garnelenspieße mit Paprika und Zucchini für vier Personen

Zutaten:

- 500 g Garnelen, geschält und entdarmt
- 1 rote Paprika
- 1 grüne Zucchini
- 2 Knoblauchzehen, gehackt
- 2 EL Olivenöl
- 2 EL Zitronensaft
- 1 TL Paprikapulver
- Salz und Pfeffer
- 8 Holzspieße, eingeweicht

Zubereitung:

1. Die Paprika und Zucchini waschen und in mundgerechte Stücke schneiden.
2. Die Garnelen mit dem Knoblauch, Olivenöl, Zitronensaft, Paprikapulver, Salz und Pfeffer in einer Schüssel marinieren.
3. Die Paprika- und Zucchinistücke auf die Spieße stecken, abwechselnd mit den Garnelen.
4. Die Spieße auf dem Grill oder in einer Pfanne braten, bis die Garnelen rosa und die Paprika und Zucchini weich und leicht gebräunt sind.
5. Heiß servieren. Guten Appetit!

Rindfleisch-Gemüse-Eintopf

Zutaten:

- 500g Rindfleisch, gewürfelt
- 2 Zwiebeln, gehackt
- 2 Karotten, geschält und in Scheiben geschnitten
- 2 Stangen Sellerie, in Stücke geschnitten
- 2 Knoblauchzehen, gehackt
- 1 Dose Tomatenstücke (400g)
- 1 Liter Gemüsebrühe
- 2 Lorbeerblätter
- 1 TL Thymian
- Salz und Pfeffer
- Olivenöl

Anleitung:

1. Erhitze das Olivenöl in einem großen Topf und brate das Rindfleisch darin an, bis es braun ist. Nimm das Fleisch aus dem Topf und stelle es beiseite.
2. Füge die Zwiebeln, Karotten und Sellerie zum Topf hinzu und brate sie für 5 Minuten an.
3. Füge den Knoblauch hinzu und brate ihn für weitere 30 Sekunden an.
4. Füge das Rindfleisch, die Tomatenstücke, die Gemüsebrühe, die Lorbeerblätter und den Thymian hinzu. Würze mit Salz und Pfeffer und rühre alles gut um.
5. Lass den Eintopf für 1-2 Stunden auf mittlerer Stufe köcheln, bis das Fleisch zart ist.

6. Serviere den Eintopf heiß und garniere ihn mit
    frischen Kräutern, wenn gewünscht.

Süßkartoffel mit Hühnchen und Avocado-Topping:

Zutaten:

- 4 Süßkartoffeln, gewaschen und in der Mitte halbiert
- 500g Hühnchenbrust, gewürfelt
- 1 Avocado, in kleine Würfel geschnitten
- 1 Limette, ausgepresst
- 2 EL Koriander, gehackt
- 2 Knoblauchzehen, gehackt
- 1 TL Paprika
- 1 TL Kreuzkümmel
- Salz und Pfeffer
- Olivenöl

Anleitung:

1. Heize den Ofen auf 200°C vor.
2. Lege die Süßkartoffeln auf ein Backblech und bestreiche sie mit Olivenöl. Würze mit Salz und Pfeffer.
3. Backe die Süßkartoffeln für 30-35 Minuten, bis sie weich sind.
4. In der Zwischenzeit, erhitze das Olivenöl in einer Pfanne und brate das Hühnchen darin an, bis es durchgebraten ist. Füge den Knoblauch, Paprika und Kreuzkümmel hinzu und brate alles für weitere 1-2 Minuten an.
5. Füge die Avocado-Würfel, den Limettensaft und den Koriander hinzu. Würze mit Salz und Pfeffer und rühre alles gut um.

6. Serviere die gebackenen Süßkartoffeln mit dem Hühnchen-Avocado-Topping und garniere mit frischen Kräutern, wenn gewünscht.

Gemüsepfanne mit Hühnchen für vier Personen:

Zutaten:

- 500g Hühnerbrust, in Streifen geschnitten
- 2 Paprika, in Streifen geschnitten
- 1 Zucchini, in Scheiben geschnitten
- 1 Zwiebel, gehackt
- 2 Knoblauchzehen, gehackt
- 2 EL Olivenöl
- 1 TL Paprikapulver
- 1 TL Kreuzkümmel
- 1 TL Thymian
- Salz und Pfeffer nach Geschmack

Anleitung:

1. Hühnerbrust in einer Pfanne mit 1 EL Olivenöl anbraten, bis sie goldbraun ist. Aus der Pfanne nehmen und beiseite stellen.
2. In derselben Pfanne Zwiebeln und Knoblauch mit 1 EL Olivenöl anbraten, bis sie weich sind.
3. Paprika und Zucchini hinzufügen und für 5-7 Minuten braten, bis sie weich sind.
4. Hühnerbrust wieder in die Pfanne geben und mit Paprikapulver, Kreuzkümmel, Thymian, Salz und Pfeffer würzen. Alles gut vermischen und für weitere 2-3 Minuten braten, bis das Hühnchen vollständig durchgegart ist.
5. Die Gemüsepfanne auf Teller verteilen und servieren

Linsensuppe mit Gemüse und Vollkornbrot für vier Personen:

Zutaten:

- 2 Tassen grüne oder braune Linsen
- 1 Zwiebel, gehackt
- 2 Karotten, in Würfel geschnitten
- 2 Selleriestangen, in Würfel geschnitten
- 2 Knoblauchzehen, gehackt
- 2 EL Olivenöl
- 1 Dose Tomaten in Stücke geschnitten
- 4 Tassen Gemüsebrühe
- 1 TL Kreuzkümmel
- 1 TL Paprikapulver
- 1 TL Thymian
- Salz und Pfeffer nach Geschmack
- 4 Scheiben Vollkornbrot

Anleitung:

1. Linsen nach Packungsanleitung kochen, bis sie weich sind.
2. In einem großen Topf Zwiebeln, Karotten, Sellerie und Knoblauch in Olivenöl anbraten, bis sie weich sind.
3. Tomaten in den Topf geben und mit Gemüsebrühe ablöschen.
4. Gewürze hinzufügen und umrühren.
5. Gekochte Linsen hinzufügen und alles auf mittlerer Hitze köcheln lassen, bis alles gut vermischt und heiß ist.
6. Mit Salz und Pfeffer abschmecken.

7. Linsensuppe in Schüsseln servieren und mit
    Vollkornbrot garnieren.

Gebratenes Hühnchen mit Brokkoli und braunem Reis

Zutaten:

- 4 Hühnerbrustfilets
- 2 EL Olivenöl
- 1 EL Paprikapulver
- 1 TL Knoblauchpulver
- Salz und Pfeffer
- 1 Brokkoli
- 2 Tassen gekochter brauner Reis

Zubereitung:

1. Die Hühnerbrustfilets in mundgerechte Stücke schneiden und mit Olivenöl, Paprikapulver, Knoblauchpulver, Salz und Pfeffer marinieren.
2. Den Brokkoli in kleine Röschen schneiden.
3. Eine Pfanne erhitzen und das marinierte Hühnchen darin goldbraun braten.
4. Den Brokkoli hinzufügen und weitere 5-7 Minuten mitbraten, bis er bissfest ist.
5. Den gekochten braunen Reis auf Tellern verteilen und das gebratene Hühnchen und Brokkoli darauf anrichten.

Zucchini-Pasta mit Tomatensauce und Hähnchenbrust

Zutaten:

- 4 Hühnerbrustfilets
- 2 EL Olivenöl
- 2 Zucchini
- 1 Dose gehackte Tomaten
- 2 Knoblauchzehen, gehackt
- 1 EL Tomatenmark
- 1 TL getrockneter Oregano
- 1 TL Salz
- 1/2 TL Pfeffer
- 1/4 TL rote Pfefferflocken
- Parmesan-Käse zum Garnieren

Zubereitung:

1. Die Hühnerbrustfilets in mundgerechte Stücke schneiden und mit Olivenöl, Salz und Pfeffer marinieren.
2. Die Zucchini in lange, dünne Nudeln schneiden oder mit einem Spiralschneider zu Spaghetti formen.
3. Eine Pfanne erhitzen und das marinierte Hühnchen darin goldbraun braten.
4. Die gehackten Tomaten, Knoblauch, Tomatenmark, Oregano, Salz, Pfeffer und rote Pfefferflocken in die Pfanne geben und gut vermischen. Für ca. 5 Minuten köcheln lassen, bis die Sauce eingedickt ist.

5. Die Zucchini-Nudeln in die Pfanne geben und weitere 2-3 Minuten köcheln lassen, bis sie gar sind.
6. Auf Tellern anrichten und mit Parmesan-Käse garnieren.

Lachsfilet mit gebratenem Spargel und Quinoa für vier Personen:

Zutaten:

- 4 Lachsfilets (je ca. 150g)
- 500g grüner Spargel
- 2 Knoblauchzehen
- 2 EL Olivenöl
- 250g Quinoa
- 500ml Gemüsebrühe
- Saft von 1 Zitrone
- Salz und Pfeffer

Zubereitung:

1. Den Spargel waschen, die Enden abschneiden und in Stücke schneiden. Den Knoblauch schälen und in kleine Würfel schneiden.
2. In einer Pfanne das Olivenöl erhitzen und den Knoblauch darin kurz anbraten. Den Spargel hinzugeben und bei mittlerer Hitze braten, bis er weich und leicht gebräunt ist. Mit Salz und Pfeffer würzen.
3. In einem Topf die Quinoa mit der Gemüsebrühe aufkochen und dann bei niedriger Hitze köcheln lassen, bis die Flüssigkeit aufgesogen wurde.
4. Den Lachs waschen, mit Salz und Pfeffer würzen und in einer Pfanne mit etwas Olivenöl von beiden Seiten goldbraun braten.
5. Den Saft der Zitrone über den Spargel und die Quinoa geben und gut vermischen.
6. Den Lachs zusammen mit dem Spargel und der Quinoa auf Tellern anrichten und servieren.

Hähnchen-Paprika-Pfanne mit Reis für vier Personen:

Zutaten:

- 500g Hähnchenbrust
- 2 Paprika (verschiedene Farben)
- 1 Zwiebel
- 2 Knoblauchzehen
- 2 EL Olivenöl
- 250g Reis
- 500ml Hühnerbrühe
- 1 TL Paprikapulver
- Salz und Pfeffer

Zubereitung:

1. Die Hähnchenbrust waschen, trocken tupfen und in kleine Stücke schneiden. Die Paprika waschen, entkernen und ebenfalls in Stücke schneiden. Die Zwiebel und den Knoblauch schälen und in kleine Würfel schneiden.
2. In einer Pfanne das Olivenöl erhitzen und das Hähnchen darin anbraten, bis es goldbraun ist. Aus der Pfanne nehmen und beiseite stellen.
3. In der gleichen Pfanne die Zwiebeln und den Knoblauch anbraten, bis sie weich sind. Die Paprika hinzugeben und für weitere 5 Minuten braten.
4. Den Reis in die Pfanne geben und kurz mitbraten. Mit der Hühnerbrühe ablöschen und aufkochen lassen. Das Paprikapulver hinzugeben und mit Salz und Pfeffer würzen.

5. Das Hähnchen zurück in die Pfanne geben und alles für weitere 10-15 Minuten köcheln lassen, bis der Reis gar ist.
6. Die Hähnchen-Paprika-Pfanne auf Teller anrichten und servieren.

Gemüsecurry mit Basmati-Reis für vier Personen

Zutaten:

- 250g Basmati-Reis
- 1 Zwiebel
- 2 Knoblauchzehen
- 1 rote Paprika
- 1 grüne Paprika
- 1 Karotte
- 1 Zucchini
- 200g Kichererbsen (aus der Dose)
- 1 Dose Kokosmilch (400ml)
- 1 EL Currypulver
- 1 TL Kurkuma
- 1 TL Kreuzkümmel
- 1 TL Paprikapulver
- 2 EL Olivenöl
- Salz und Pfeffer

Zubereitung:

1. Den Reis nach Packungsanweisung zubereiten.
2. Die Zwiebel und den Knoblauch schälen und fein hacken.
3. Paprika, Karotte und Zucchini waschen und in kleine Würfel schneiden.
4. In einem Topf das Olivenöl erhitzen und Zwiebel und Knoblauch darin anbraten.
5. Das Gemüse hinzufügen und für 5-7 Minuten anbraten.
6. Die Kichererbsen abgießen und mit dem Gemüse vermischen.

7. Die Gewürze hinzufügen und gut umrühren.
8. Die Kokosmilch hinzufügen und alles für ca. 10-15 Minuten köcheln lassen, bis das Gemüse weich ist.
9. Mit Salz und Pfeffer abschmecken und zusammen mit dem Reis servieren.

Zitronen-Garnelen-Spaghetti mit Gemüse für vier Personen

Zutaten:

- 300g Spaghetti
- 500g Garnelen
- 1 Zucchini
- 1 Karotte
- 1 rote Paprika
- 2 Knoblauchzehen
- 1 Bio-Zitrone
- 2 EL Olivenöl
- Salz und Pfeffer

Zubereitung:

1. Die Spaghetti nach Packungsanweisung al dente kochen.
2. Die Garnelen schälen und entdarmen.
3. Die Zucchini, Karotte und Paprika waschen und in kleine Würfel schneiden.
4. Den Knoblauch schälen und fein hacken.
5. Die Zitrone heiß abwaschen und die Schale fein abreiben.
6. In einer großen Pfanne das Olivenöl erhitzen und den Knoblauch darin anbraten.
7. Das Gemüse hinzufügen und für 5-7 Minuten anbraten.
8. Die Garnelen hinzufügen und für weitere 3-5 Minuten braten, bis sie gar sind.
9. Die Zitronenschale hinzufügen und mit Salz und Pfeffer abschmecken.

10. Die Spaghetti abgießen und zusammen mit dem
    Garnelen-Gemüse servieren.

Hackfleisch-Lauch-Pfanne mit Süßkartoffeln für vier Personen:

Zutaten:

- 500 g Hackfleisch
- 2 mittelgroße Süßkartoffeln
- 2 Stangen Lauch
- 2 Knoblauchzehen
- 2 EL Olivenöl
- 1 TL Paprikapulver
- 1/2 TL Kreuzkümmel
- Salz und Pfeffer

Zubereitung:

1. Die Süßkartoffeln schälen und in kleine Würfel schneiden.
2. Den Lauch in dünne Ringe schneiden und den Knoblauch fein hacken.
3. Das Olivenöl in einer Pfanne erhitzen und das Hackfleisch darin krümelig anbraten.
4. Die Süßkartoffelwürfel, den Lauch und den Knoblauch hinzufügen und für ca. 10 Minuten mitbraten.
5. Paprikapulver und Kreuzkümmel unterrühren und mit Salz und Pfeffer würzen.
6. Alles gut vermengen und für weitere 5 Minuten braten, bis das Gemüse weich ist.
7. Heiß servieren.

Süßkartoffel-Bohnen-Chili für vier Personen:

Zutaten:

- 2 mittelgroße Süßkartoffeln
- 1 Dose Kidneybohnen (400 g)
- 1 Dose gehackte Tomaten (400 g)
- 1 Zwiebel
- 2 Knoblauchzehen
- 2 EL Olivenöl
- 1 TL Kreuzkümmel
- 1 TL Paprikapulver
- 1 TL Chilipulver
- Salz und Pfeffer

Zubereitung:

1. Die Süßkartoffeln schälen und in kleine Würfel schneiden.
2. Die Zwiebel und den Knoblauch fein hacken.
3. Das Olivenöl in einem Topf erhitzen und die Zwiebel und den Knoblauch darin anbraten.
4. Die Süßkartoffelwürfel hinzufügen und für ca. 5 Minuten mitbraten.
5. Kidneybohnen und gehackte Tomaten hinzufügen.
6. Kreuzkümmel, Paprikapulver und Chilipulver unterrühren und mit Salz und Pfeffer würzen.
7. Das Chili bei mittlerer Hitze ca. 20 Minuten köcheln lassen, bis die Süßkartoffeln weich sind.
8. Heiß servieren.

One Pot Pasta mit Tomaten und Basilikum für vier Personen:

Zutaten:

- 400g Spaghetti
- 500g Tomaten, gewürfelt
- 1 Zwiebel, gehackt
- 3 Knoblauchzehen, gehackt
- 1 Handvoll frisches Basilikum, gehackt
- 1 TL Paprikapulver
- 1 TL getrockneter Oregano
- 1 TL getrockneter Thymian
- 1 TL Salz
- 1/2 TL Pfeffer
- 1/2 TL rote Chili-Flocken (optional)
- 1 EL Olivenöl
- 750 ml Gemüsebrühe
- Parmesan zum Servieren

Zubereitung:

1. Spaghetti, Tomaten, Zwiebel, Knoblauch, Basilikum, Paprikapulver, Oregano, Thymian, Salz, Pfeffer und Chili-Flocken (falls gewünscht) in einen großen Topf geben.
2. Olivenöl und Gemüsebrühe hinzufügen und alles gut umrühren.
3. Zum Kochen bringen und dann bei mittlerer Hitze köcheln lassen, bis die Nudeln al dente sind und die Flüssigkeit größtenteils aufgesogen wurde (ca. 10-12 Minuten).
4. Mit Parmesan bestreuen und servieren.

Quinoa-Kichererbsen-Pfanne mit Gemüse für vier Personen:

Zutaten:

- 1 Tasse Quinoa
- 1 Dose Kichererbsen, abgetropft und gespült
- 1 Zwiebel, gewürfelt
- 2 Karotten, gewürfelt
- 1 Paprika, gewürfelt
- 1 Zucchini, gewürfelt
- 3 Knoblauchzehen, gehackt
- 2 EL Olivenöl
- 1 TL gemahlener Kreuzkümmel
- 1 TL Paprikapulver
- 1/2 TL Salz
- 1/4 TL Pfeffer
- 2 Tassen Gemüsebrühe
- Saft von 1 Zitrone
- 1/4 Tasse frische Petersilie, gehackt

Zubereitung:

1. Quinoa in ein feines Sieb geben und unter fließendem Wasser gründlich abspülen.
2. In einem Topf Olivenöl erhitzen und Zwiebel, Karotten, Paprika, Zucchini und Knoblauch hinzufügen. Unter Rühren etwa 5 Minuten anbraten.
3. Kreuzkümmel, Paprikapulver, Salz und Pfeffer hinzufügen und gut umrühren.
4. Quinoa, Kichererbsen und Gemüsebrühe hinzufügen und zum Kochen bringen. Dann bei niedriger Hitze zugedeckt köcheln lassen, bis die

Flüssigkeit größtenteils aufgesogen ist und das Quinoa weich ist (ca. 15-20 Minuten).

5. Vom Herd nehmen und Zitronensaft und Petersilie hinzufügen. Gut umrühren und servieren.

Gemüse-Couscous-Pfanne mit Feta und Oliven für vier Personen:

Zutaten:

- 200 g Couscous
- 1 Zucchini
- 1 Aubergine
- 1 rote Paprika
- 1 gelbe Paprika
- 1 Zwiebel
- 2 Knoblauchzehen
- 100 g Feta-Käse
- 50 g schwarze Oliven
- 3 EL Olivenöl
- 500 ml Gemüsebrühe
- 1 TL Kreuzkümmel
- 1 TL Paprikapulver
- Salz und Pfeffer

Zubereitung:

1. Couscous in eine Schüssel geben und mit kochender Gemüsebrühe übergießen. Abgedeckt 5 Minuten quellen lassen.
2. In der Zwischenzeit Zucchini, Aubergine und Paprika in kleine Würfel schneiden. Zwiebel und Knoblauch fein hacken.
3. Olivenöl in einer Pfanne erhitzen und Zwiebel und Knoblauch darin glasig dünsten.
4. Das Gemüse dazugeben und etwa 5 Minuten anbraten, bis es weich ist.
5. Couscous mit einer Gabel auflockern und in die Pfanne geben. Alles vermengen.

6. Kreuzkümmel, Paprikapulver, Salz und Pfeffer
   hinzufügen und gut durchmischen.
7. Feta-Käse in kleine Stücke brechen und zusammen mit den Oliven in die Pfanne geben. Alles
   nochmals kurz erhitzen, bis der Feta-Käse leicht
   geschmolzen ist.
8. Die Gemüse-Couscous-Pfanne auf vier Teller
   verteilen und heiß servieren.

Putenfrikadellen mit Gemüsereis für vier Personen:

Zutaten für die Frikadellen:

- 500g Putenhackfleisch
- 1 Ei
- 1/2 Zwiebel, fein gehackt
- 2 Knoblauchzehen, fein gehackt
- 1 TL Senf
- 1 EL Paniermehl
- Salz und Pfeffer
- 2 EL Olivenöl

Zutaten für den Gemüsereis:

- 200g Basmati-Reis
- 1 Zwiebel, fein gehackt
- 2 Knoblauchzehen, fein gehackt
- 2 Karotten, gewürfelt
- 1/2 rote Paprika, gewürfelt
- 1/2 gelbe Paprika, gewürfelt
- 100g Erbsen (frisch oder gefroren)
- 2 EL Olivenöl
- Salz und Pfeffer
- 500 ml Gemüsebrühe

Zubereitung:

1. Für die Frikadellen das Putenhackfleisch in eine Schüssel geben und mit Ei, Zwiebel, Knoblauch, Senf, Paniermehl, Salz und Pfeffer vermengen. Aus der Masse kleine Frikadellen formen.

2. Eine Pfanne mit Olivenöl erhitzen und die Frikadellen darin von beiden Seiten goldbraun braten.
3. Für den Gemüsereis die Zwiebel und den Knoblauch in einem Topf mit Olivenöl glasig anbraten. Karotten und Paprika hinzufügen und für einige Minuten mitbraten.
4. Den Reis hinzufügen und für ca. 2 Minuten unter Rühren anbraten.
5. Mit Gemüsebrühe ablöschen und zum Kochen bringen. Erbsen hinzufügen und mit Salz und Pfeffer würzen.
6. Hitze reduzieren und für ca. 20 Minuten köcheln lassen, bis der Reis gar ist und die Flüssigkeit aufgenommen wurde.
7. Die Frikadellen auf dem Gemüsereis anrichten und servieren.

Guten Appetit!

Gebratenes Hühnchen mit Zitronen-Kräuter-Butter

Zutaten:

- 4 Hähnchenbrustfilets
- 1 Zitrone
- 1 Knoblauchzehe, fein gehackt
- 2 EL frische Petersilie, fein gehackt
- 2 EL frischer Schnittlauch, fein gehackt
- 1/2 TL Paprikapulver
- Salz und Pfeffer
- 2 EL Olivenöl
- 1 EL Butter

Zubereitung:

1. Die Hähnchenbrustfilets waschen, trocken tupfen und mit Salz und Pfeffer würzen.
2. In einer Schüssel den Saft der Zitrone mit Olivenöl, Knoblauch, Petersilie, Schnittlauch, Paprikapulver, Salz und Pfeffer vermengen.
3. Die Hähnchenbrustfilets in der Marinade einlegen und mindestens 30 Minuten im Kühlschrank ziehen lassen.
4. In einer Pfanne die Butter erhitzen und die marinierten Hähnchenbrustfilets von beiden Seiten goldbraun braten.
5. Mit frischen Kräutern garnieren und servieren.

Für den Gemüsereis: Zutaten:

- 200 g Langkornreis
- 400 ml Gemüsebrühe

- 1 Zwiebel, fein gehackt
- 1 Knoblauchzehe, fein gehackt
- 1 Möhre, gewürfelt
- 1 Paprika, gewürfelt
- 100 g Erbsen, frisch oder tiefgekühlt
- Salz und Pfeffer
- 1 EL Olivenöl

Zubereitung:

1. Den Reis in einem Sieb unter fließendem Wasser waschen, bis das Wasser klar bleibt.
2. In einem Topf das Olivenöl erhitzen und die Zwiebel und den Knoblauch darin glasig dünsten.
3. Paprika und Möhren hinzufügen und weitere 5 Minuten dünsten, bis das Gemüse weich ist.
4. Den Reis hinzufügen und unter Rühren mit dem Gemüse vermengen.
5. Die Gemüsebrühe hinzufügen und das Ganze zum Kochen bringen.
6. Die Hitze reduzieren, den Deckel auf den Topf legen und den Reis ca. 20 Minuten köcheln lassen, bis die Flüssigkeit aufgesogen ist.
7. Die Erbsen in den Topf geben und weitere 5 Minuten garen lassen, bis sie weich sind.
8. Mit Salz und Pfeffer abschmecken und servieren.

Putenfleischbällchen mit Tomatensauce für vier Personen:

Zutaten für die Putenfleischbällchen:

- 500g Putenhackfleisch
- 1 Ei
- 1/2 Tasse Semmelbrösel
- 1/4 Tasse Milch
- 1 Knoblauchzehe, fein gehackt
- 1/2 TL Paprikapulver
- Salz und Pfeffer nach Geschmack
- 2 EL Olivenöl

Zutaten für die Tomatensauce:

- 2 EL Olivenöl
- 1 Zwiebel, fein gehackt
- 2 Knoblauchzehen, fein gehackt
- 800g gehackte Tomaten aus der Dose
- 1 TL getrockneter Oregano
- 1 TL getrockneter Basilikum
- Salz und Pfeffer nach Geschmack

Zubereitung:

1. In einer großen Schüssel Putenhackfleisch, Ei, Semmelbrösel, Milch, Knoblauch, Paprikapulver, Salz und Pfeffer vermischen.
2. Aus der Masse kleine Bällchen formen.
3. Eine Pfanne mit Olivenöl erhitzen und die Fleischbällchen darin bei mittlerer Hitze rundherum anbraten.

4. Die Fleischbällchen aus der Pfanne nehmen und beiseite stellen.
5. In derselben Pfanne Olivenöl erhitzen und die Zwiebel und Knoblauch darin glasig dünsten.
6. Die gehackten Tomaten, Oregano, Basilikum, Salz und Pfeffer hinzufügen und alles gut vermischen.
7. Die Fleischbällchen in die Tomatensauce geben und zugedeckt bei schwacher Hitze ca. 15 Minuten köcheln lassen.
8. Währenddessen den Reis nach Packungsanweisung kochen und das Gericht anschließend servieren.

Kürbis-Curry mit Kokosmilch und Reis für vier Personen

Zutaten:

- 1 Kürbis (Hokkaido oder Butternut), in Würfel geschnitten
- 1 Zwiebel, gehackt
- 2 Knoblauchzehen, gehackt
- 1 Stück Ingwer (ca. 2 cm), gehackt
- 2 Karotten, in Scheiben geschnitten
- 1 rote Paprika, in Würfel geschnitten
- 400 ml Kokosmilch
- 1 EL Currypulver
- 1 TL Kurkuma
- 1 TL Kreuzkümmel
- Salz und Pfeffer
- 2 EL Öl
- 200 g Basmati-Reis
- 400 ml Wasser

Zubereitung:

1. Den Reis nach Packungsanleitung in einem Topf mit 400 ml Wasser kochen.
2. In einer großen Pfanne oder einem Wok das Öl erhitzen. Die Zwiebel, den Knoblauch und den Ingwer darin glasig anbraten.
3. Die Karotten, Paprika und Kürbiswürfel in die Pfanne geben und unter Rühren ca. 5 Minuten anbraten.
4. Die Gewürze (Currypulver, Kurkuma, Kreuzkümmel) hinzufügen und weitere 2 Minuten braten.

5. Die Kokosmilch in die Pfanne gießen und alles gut vermischen. Zum Kochen bringen und dann bei niedriger Hitze ca. 20 Minuten köcheln lassen.
6. Mit Salz und Pfeffer abschmecken und mit Reis servieren. Optional können frische Kräuter wie Koriander oder Petersilie darüber gestreut werden. Guten Appetit!

Gebratener Tofu mit Brokkoli und Ingwer

Zutaten:

- 400 g Tofu, in Würfel geschnitten
- 500 g Brokkoli, in Röschen geschnitten
- 1 Zwiebel, fein gehackt
- 1 Knoblauchzehe, fein gehackt
- 2 cm Ingwer, geschält und fein gehackt
- 1 EL Sojasauce
- 2 EL Olivenöl
- Salz und Pfeffer
- Optional: Reis zum Servieren

Zubereitung:

1. Den Brokkoli in einem Topf mit kochendem Salzwasser für ca. 3 Minuten blanchieren. Anschließend abgießen und beiseitestellen.
2. In einer großen Pfanne das Olivenöl bei mittlerer Hitze erhitzen und die Zwiebel, Knoblauch und Ingwer darin anbraten, bis sie duften.
3. Den Tofu hinzufügen und für ca. 5 Minuten anbraten, bis er goldbraun ist.
4. Die Sojasauce hinzufügen und alles gut vermischen.
5. Den Brokkoli hinzufügen und für weitere 2-3 Minuten braten, bis er durchgegart ist.
6. Mit Salz und Pfeffer abschmecken.
7. Optional mit Reis servieren.

Guten Appetit!

Linsen-Burger mit Süßkartoffel-Pommes für vier Personen:

Zutaten:

- 200 g Linsen
- 1 Zwiebel
- 2 Knoblauchzehen
- 1 Karotte
- 1/2 Tasse Paniermehl
- 2 EL Tomatenmark
- 2 EL Sojasauce
- 1 EL Paprikapulver
- 1/2 TL Kreuzkümmel
- Salz und Pfeffer
- 4 Burger-Brötchen
- 4 Scheiben Cheddar-Käse
- Burger-Beilagen nach Wahl (z.B. Salat, Tomaten, Gurken)

Zutaten für die Süßkartoffel-Pommes:

- 2 große Süßkartoffeln
- 2 EL Olivenöl
- 1 TL Paprikapulver
- 1/2 TL Knoblauchpulver
- Salz und Pfeffer

Zubereitung:

1. Die Linsen nach Packungsanweisung kochen, abgießen und abkühlen lassen.

2. Zwiebel, Knoblauch und Karotte fein hacken und in einer Pfanne mit etwas Öl anbraten, bis sie weich sind.

3. Die Linsen, das Gemüse, Paniermehl, Tomatenmark, Sojasauce, Paprikapulver, Kreuzkümmel, Salz und Pfeffer in eine Schüssel geben und gut vermengen. Die Masse zu vier Burger-Patties formen.

4. Die Patties in einer Pfanne mit etwas Öl bei mittlerer Hitze von beiden Seiten ca. 5-7 Minuten braten, bis sie goldbraun sind.

5. Währenddessen die Süßkartoffeln schälen und in Pommes-Form schneiden. Mit Olivenöl, Paprikapulver, Knoblauchpulver, Salz und Pfeffer vermengen und auf einem mit Backpapier ausgelegten Backblech verteilen. Im vorgeheizten Ofen bei 200°C ca. 20-25 Minuten backen, bis sie knusprig sind.

6. Die Burger-Brötchen aufschneiden und auf jeder Hälfte etwas Öl geben. In einer Pfanne oder auf dem Grill anrösten.

7. Auf die untere Brötchenhälfte je einen Linsen-Burger-Patty legen und mit einer Scheibe Cheddar-Käse belegen. Die Patties kurz unter dem Grill schmelzen lassen.

8. Die Burger mit Beilagen nach Wahl (z.B. Salat, Tomaten, Gurken) belegen und mit der oberen Brötchenhälfte bedecken. Mit den Süßkartoffel-Pommes servieren.

Guten Appetit!

Gebackener Lachs mit Gurken-Tomaten-Salat

Zutaten:

- 4 Lachsfilets
- Salz und Pfeffer zum Würzen
- 1/2 Zitrone
- 2 EL Olivenöl
- 2 Knoblauchzehen, gehackt
- 1 TL getrockneter Oregano
- 1 Gurke, geschält und in Würfel geschnitten
- 2 Tomaten, in Würfel geschnitten
- 1 rote Zwiebel, in Würfel geschnitten
- 2 EL gehackte Petersilie
- 1 EL weißer Balsamico-Essig
- 2 EL Olivenöl
- Salz und Pfeffer zum Würzen

Anleitung:

1. Den Ofen auf 200°C vorheizen.
2. Die Lachsfilets waschen und trocken tupfen, dann mit Salz, Pfeffer und Zitronensaft würzen.
3. Eine Auflaufform mit Olivenöl einfetten und den Knoblauch und Oregano hineingeben. Die Lachsfilets darauflegen und mit Olivenöl beträufeln.
4. Die Lachsfilets im Ofen etwa 15-20 Minuten backen.
5. In der Zwischenzeit den Gurken-Tomaten-Salat zubereiten, indem Sie die Gurken-, Tomaten- und Zwiebelwürfel in eine Schüssel geben. Fügen Sie Petersilie, Balsamico-Essig, Olivenöl, Salz und Pfeffer hinzu und mischen Sie alles gut durch.

6. Wenn der Lachs fertig ist, servieren Sie ihn mit
   dem Gurken-Tomaten-Salat.

Guten Appetit!

8. Desserts

Fruchtsalat mit Naturjoghurt und Honig für vier Personen:

Zutaten:

- 2 Äpfel
- 2 Bananen
- 1 Ananas
- 1 Mango
- 1 Becher Naturjoghurt
- 2 EL Honig
- 1 TL Zimt

Zubereitung:

1. Die Äpfel schälen und in kleine Stücke schneiden.
2. Die Bananen ebenfalls schälen und in Scheiben schneiden.
3. Die Ananas schälen und in kleine Stücke schneiden.
4. Die Mango schälen und das Fruchtfleisch vom Kern schneiden.
5. Das Obst in eine Schüssel geben und gut vermischen.
6. Den Naturjoghurt in eine separate Schüssel geben und mit dem Honig und Zimt vermischen.
7. Den Joghurt über den Früchten verteilen und servieren.

Gebackene Äpfel mit Zimt und Nüssen für vier Personen:

Zutaten:

- 4 Äpfel
- 2 EL Butter
- 2 EL Honig
- 1 TL Zimt
- 1/4 Tasse gehackte Nüsse (z.B. Walnüsse)

Zubereitung:

1. Den Backofen auf 180 Grad vorheizen.
2. Die Äpfel waschen, das Kerngehäuse mit einem Apfelausstecher oder Messer entfernen und die Äpfel in eine Auflaufform stellen.
3. In einer Pfanne die Butter bei mittlerer Hitze schmelzen.
4. Den Honig und Zimt dazugeben und gut vermischen.
5. Die Nüsse hinzufügen und unter ständigem Rühren für 1-2 Minuten braten, bis sie goldbraun sind.
6. Die Nussmischung in die Äpfel füllen.
7. Die Auflaufform für 20-25 Minuten in den Ofen geben, bis die Äpfel weich sind.
8. Die Äpfel aus dem Ofen nehmen und servieren.

Kokosmilch-Pudding mit frischen Beeren für vier Personen:

Zutaten:

- 400 ml Kokosmilch
- 50 g Zucker
- 1 Prise Salz
- 2 TL Vanilleextrakt
- 2 EL Speisestärke
- 250 g frische Beeren (z.B. Erdbeeren, Himbeeren, Blaubeeren)

Zubereitung:

1. Kokosmilch in einen Topf geben und bei mittlerer Hitze erhitzen.
2. Zucker, Salz und Vanilleextrakt hinzufügen und gut umrühren.
3. In einer kleinen Schüssel Speisestärke mit 2 EL Wasser verrühren und zu der Kokosmilch-Mischung geben. Unter ständigem Rühren für etwa 2-3 Minuten kochen lassen, bis die Mischung andickt.
4. Vom Herd nehmen und abkühlen lassen. Gelegentlich umrühren, damit sich keine Haut bildet.
5. Die Beeren waschen und nach Belieben klein schneiden.
6. Die abgekühlte Kokosmilch-Mischung in vier Schalen aufteilen und die Beeren darauf verteilen.
7. Für mindestens 2 Stunden im Kühlschrank kalt stellen.

8. Den Kokosmilch-Pudding mit frischen Beeren
   servieren.

Chia-Samen-Pudding mit Mandeln und Früchten für vier Personen:

Zutaten:

- 60 g Chia-Samen
- 400 ml Mandelmilch
- 2 EL Ahornsirup
- 1 TL Vanilleextrakt
- 50 g Mandeln, gehackt
- 250 g frische Früchte (z.B. Erdbeeren, Mango, Ananas)

Zubereitung:

1. Chia-Samen, Mandelmilch, Ahornsirup und Vanilleextrakt in einer Schüssel vermischen.
2. Gut umrühren und für mindestens 30 Minuten im Kühlschrank quellen lassen.
3. Gelegentlich umrühren, um Klumpenbildung zu vermeiden.
4. In der Zwischenzeit die Mandeln in einer Pfanne ohne Öl rösten, bis sie goldbraun sind.
5. Die frischen Früchte waschen und nach Belieben klein schneiden.
6. Den Chia-Samen-Pudding in vier Schalen aufteilen und mit gerösteten Mandeln und frischen Früchten garnieren.
7. Den Chia-Samen-Pudding mit Mandeln und Früchten servieren.

Quark mit zerdrückten Beeren und Haferflocken für vier Personen

Zutaten:

- 500 g Quark
- 200 g gemischte Beeren (z.B. Erdbeeren, Himbeeren, Blaubeeren)
- 50 g Haferflocken
- 1 EL Honig

Zubereitung:

1. Die Beeren in eine Schüssel geben und mit einer Gabel oder einem Kartoffelstampfer zerdrücken.
2. Den Quark in eine zweite Schüssel geben und mit einem Schneebesen cremig rühren.
3. Die Haferflocken in einer Pfanne ohne Öl rösten, bis sie goldbraun sind. Anschließend vom Herd nehmen und abkühlen lassen.
4. Den Honig zum Quark geben und gut unterrühren.
5. Die Hälfte der zerdrückten Beeren in den Quark geben und unterrühren.
6. Den Quark auf vier Gläser verteilen und mit den restlichen zerdrückten Beeren und den gerösteten Haferflocken garnieren.
7. Sofort servieren oder bis zum Servieren im Kühlschrank aufbewahren.

Nice Cream (eine gesunde Alternative zu Eiscreme, hergestellt aus gefrorenen Bananen und Früchten) für vier Personen

Zutaten:

- 4 reife Bananen, geschält und in Scheiben geschnitten und gefroren
- 1 Tasse gefrorene Früchte (z.B. Beeren, Mango oder Ananas)
- 1/2 Tasse Milch (z.B. Mandel-, Hafer- oder Kokosmilch)
- 1 TL Vanilleextrakt
- Toppings nach Wahl (z.B. Nüsse, Kokosraspeln, Schokoladenstückchen)

Zubereitung:

1. Die gefrorenen Bananenscheiben in einen Hochleistungsmixer geben und pürieren, bis eine cremige Konsistenz entsteht.
2. Die gefrorenen Früchte, Milch und Vanilleextrakt hinzufügen und erneut pürieren, bis alles gut vermischt und cremig ist.
3. Die Nice Cream in Schüsseln füllen und nach Belieben mit Toppings garnieren.
4. Sofort servieren und genießen!

Tipp: Um die Nice Cream noch cremiger zu machen, kann man sie vor dem Servieren für etwa 10-15 Minuten aus dem Gefrierfach nehmen und kurz antauen lassen.

Proteinreiche Schokoladenmousse mit Avocado und Kakao für vier Personen:

Zutaten:

- 2 reife Avocados
- 1/2 Tasse ungesüßtes Kakaopulver
- 1/2 Tasse Ahornsirup oder Agavendicksaft
- 1/4 Tasse pflanzliche Milch
- 1 TL Vanilleextrakt
- 1 Prise Meersalz
- 1/4 Tasse gehackte Nüsse oder Früchte zum Garnieren

Anleitung:

1. Die Avocados halbieren, entkernen und das Fruchtfleisch in eine Küchenmaschine oder einen Mixer geben.
2. Fügen Sie das Kakaopulver, den Ahornsirup oder Agavendicksaft, die pflanzliche Milch, das Vanilleextrakt und die Prise Meersalz hinzu.
3. Pürieren Sie die Mischung bis sie glatt ist und alle Zutaten vollständig vermischt sind.
4. Verteilen Sie die Mischung auf 4 Dessertgläsern oder Schalen und stellen Sie sie mindestens 30 Minuten in den Kühlschrank, damit die Mousse fest werden kann.
5. Vor dem Servieren mit gehackten Nüssen oder Früchten garnieren.

Joghurt-Parfait mit frischen Beeren und Haferflocken für vier Personen:

Zutaten:

- 2 Tassen griechischer Joghurt
- 1/4 Tasse Honig
- 1 TL Vanilleextrakt
- 2 Tassen frische Beeren (Erdbeeren, Heidelbeeren, Himbeeren)
- 1/2 Tasse Haferflocken
- 1/4 Tasse gehackte Nüsse oder Mandeln

Anleitung:

1. In einer Schüssel den griechischen Joghurt, den Honig und das Vanilleextrakt vermischen.
2. In vier Schalen oder Gläsern eine Schicht des Joghurtmixes legen, gefolgt von einer Schicht frischer Beeren und Haferflocken.
3. Wiederholen Sie diese Schichten, bis Sie alle Zutaten aufgebraucht haben.
4. Mit gehackten Nüssen oder Mandeln bestreuen.
5. Vor dem Servieren mindestens 30 Minuten in den Kühlschrank stellen, damit das Parfait kalt und die Haferflocken weich werden.

Bananenbrot aus Vollkornmehl und Haferflocken für vier Personen:

Zutaten:

- 3 reife Bananen
- 2 Eier
- 1/2 Tasse Ahornsirup
- 1/3 Tasse geschmolzenes Kokosöl
- 1 Teelöffel Vanilleextrakt
- 1 1/2 Tassen Vollkornmehl
- 1/2 Tasse Haferflocken
- 1 Teelöffel Backpulver
- 1/2 Teelöffel Backsoda
- 1/4 Teelöffel Salz
- Optional: Schokoladenstückchen oder gehackte Nüsse

Anleitung:

1. Den Ofen auf 180°C vorheizen und eine Brotform einfetten.
2. In einer großen Schüssel die Bananen zerdrücken und mit den Eiern, Ahornsirup, Kokosöl und Vanilleextrakt vermischen.
3. In einer anderen Schüssel das Vollkornmehl, Haferflocken, Backpulver, Backsoda und Salz vermischen.
4. Die trockenen Zutaten zur Bananenmischung geben und gut verrühren.
5. Optional: Schokoladenstückchen oder gehackte Nüsse unterrühren.
6. Den Teig in die vorbereitete Brotform geben und glattstreichen.

7. Im vorgeheizten Ofen für 50-60 Minuten backen oder bis ein Zahnstocher sauber herauskommt.
8. Das Bananenbrot aus dem Ofen nehmen und für 10-15 Minuten in der Form abkühlen lassen. Danach aus der Form nehmen und auf einem Gitter komplett abkühlen lassen.
9. Das Bananenbrot in Scheiben schneiden und servieren.

Frucht-Sorbet mit Minze für vier Personen:

Zutaten:

- 4 Tassen gefrorene Früchte (z.B. Beeren, Mango, Ananas)
- 1/4 Tasse Ahornsirup
- 1/4 Tasse Wasser
- 1 Esslöffel Zitronensaft
- Eine Handvoll frische Minzblätter

Anleitung:

1. Die gefrorenen Früchte, Ahornsirup, Wasser und Zitronensaft in einen Mixer geben.
2. Die frischen Minzblätter zufügen und alles zu einer glatten Masse pürieren.
3. Das Sorbet in Schüsseln geben und sofort servieren. Optional kann man noch frische Minzblätter oder frische Früchte als Garnitur verwenden.

9. Tipps und Tricks für das Kochen mit Lipödem

Vorratsplanung und Einkaufslisten

Eine gute Vorratsplanung und Einkaufsliste kann Ihnen helfen, Zeit und Geld zu sparen und sicherzustellen, dass Sie immer die notwendigen Zutaten für Ihre Mahlzeiten und Snacks zur Hand haben. Hier sind einige Schritte, die Ihnen bei der Erstellung einer effektiven Vorratsplanung und Einkaufsliste helfen können:

1. Erstellen Sie eine wöchentliche oder monatliche Essensplanung. Überlegen Sie, welche Mahlzeiten und Snacks Sie für die Woche oder den Monat benötigen und welche Zutaten Sie dafür benötigen.
2. Schauen Sie in Ihren Vorratsschrank und prüfen Sie, welche Zutaten Sie bereits haben und welche Zutaten Sie für die Mahlzeiten und Snacks benötigen. Notieren Sie die fehlenden Zutaten auf Ihrer Einkaufsliste.
3. Stellen Sie sicher, dass Sie genügend Grundnahrungsmittel wie Mehl, Zucker, Salz, Öl und Gewürze haben, um Ihre Mahlzeiten zuzubereiten.
4. Überprüfen Sie Ihre Vorräte an haltbaren Lebensmitteln wie Reis, Nudeln, Konserven, Trockenfrüchten und Nüssen und notieren Sie gegebenenfalls fehlende Produkte auf Ihrer Einkaufsliste.
5. Denken Sie an Ihre bevorzugten Früchte und Gemüse, die in Ihrer Region verfügbar sind,

und notieren Sie die benötigten Produkte auf
Ihrer Einkaufsliste.

6. Wenn Sie spezielle Ernährungsbedürfnisse
   haben, stellen Sie sicher, dass Sie die notwendigen Lebensmittel haben, um Ihre spe-
   ziellen Mahlzeiten und Snacks zuzubereiten.
7. Prüfen Sie Ihre Einkaufsliste auf Vollstän-
   digkeit und stellen Sie sicher, dass Sie alle
   notwendigen Zutaten aufgeführt haben.
8. Stellen Sie sicher, dass Sie Ihre Einkäufe auf
   Ihre Bedürfnisse und Ihr Budget abstimmen.
9. Versuchen Sie, Ihre Einkäufe einmal pro
   Woche oder alle zwei Wochen zu erledigen,
   um Zeit und Geld zu sparen.

Indem Sie eine Vorratsplanung und Einkaufsliste
erstellen, können Sie sicherstellen, dass Sie alle notwendigen Zutaten haben, um leckere und nahrhafte
Mahlzeiten und Snacks zuzubereiten. Es kann auch
dazu beitragen, Ihren Lebensmitteleinkauf effizienter und kosteneffektiver zu gestalten.

Mahlzeitenplanung

Bei der Mahlzeitenplanung bei Lipödem ist es
wichtig, eine ausgewogene Ernährung zu berücksichtigen, die reich an Nährstoffen und arm an ent-
zündungsfördernden Lebensmitteln ist. Hier sind einige Tipps für die Mahlzeitenplanung bei Lipödem:

1. Essen Sie reichlich Obst und Gemüse. Diese
   Lebensmittel sind reich an Antioxidantien,
   Vitaminen und Mineralstoffen, die dazu beitragen können, Entzündungen im Körper zu
   reduzieren und das Immunsystem zu stär-
   ken. Versuchen Sie, mindestens 5 Portionen
   Obst und Gemüse pro Tag zu essen.
2. Achten Sie auf die Qualität der Kohlenhydrate. Wählen Sie Vollkornprodukte wie
   Vollkornbrot, Vollkornnudeln und braunen
   Reis, da sie langsamer verdaut werden und
   den Blutzuckerspiegel stabiler halten können. Vermeiden Sie raffinierte Kohlenhydrate wie Weißbrot, Weißmehl und Zucker,
   die den Blutzuckerspiegel schnell erhöhen
   und Entzündungen im Körper fördern können.
3. Essen Sie regelmäßig Eiweißquellen. Eiweiß
   hilft bei der Erhaltung und Reparatur von
   Muskeln, Knochen und Gewebe. Wählen
   Sie mageres Fleisch, Fisch, Hülsenfrüchte,
   Tofu oder Quark als Proteinquelle.
4. Vermeiden Sie verarbeitete Lebensmittel.
   Diese können viele versteckte Zusatzstoffe

enthalten, die Entzündungen im Körper fördern können. Versuchen Sie, frische, unverarbeitete Lebensmittel zu wählen und wenn möglich, Ihre Mahlzeiten selbst zuzubereiten.

5. Achten Sie auf Ihre Portionen. Zu viel Essen kann dazu führen, dass der Körper überschüssiges Fett speichert und das Lipödem verschlimmert. Versuchen Sie, kleinere Portionen zu essen und achten Sie auf Sättigungsgefühl.

6. Trinken Sie ausreichend Wasser. Wasser hilft, Giftstoffe aus dem Körper zu entfernen und den Stoffwechsel zu unterstützen. Versuchen Sie, mindestens 2-3 Liter Wasser pro Tag zu trinken.

Ein Beispiel für eine gesunde Mahlzeitenplanung bei Lipödem könnte wie folgt aussehen:

Frühstück: Vollkornmüsli mit Joghurt und Beeren oder Vollkornbrot mit Avocado und Ei.

Snack: Frisches Obst oder Gemüse mit Quark oder Nüssen.

Mittagessen: Quinoasalat mit Gemüse, Hähnchen oder Tofu.

Snack: Hummus mit Karotten und Paprika oder Vollkorn-Cracker mit Käse.

Abendessen: Gegrillter Fisch mit gebackenem Gemüse und Süßkartoffeln oder Gemüsepfanne mit braunem Reis.

Snack: Naturjoghurt mit Beeren oder Nüssen.

Indem Sie eine ausgewogene Ernährung planen und sich an eine gesunde Ernährungsweise halten, können Sie dazu beitragen, Ihre Lipödem-Symptome zu reduzieren und Ihre Gesundheit insgesamt zu verbessern. Es ist jedoch immer ratsam, einen Arzt oder

Küchenhelfer und Zubereitungstechniken

Küchenhelfer und Zubereitungstechniken können Ihnen helfen, Mahlzeiten effizienter und einfacher zuzubereiten. Hier sind einige Beispiele für nützliche Küchenhelfer und Zubereitungstechniken:

1. Küchenmaschine: Eine Küchenmaschine ist ein vielseitiges Werkzeug, das beim Zerkleinern, Pürieren und Kneten von Lebensmitteln hilft. Sie können es verwenden, um Teig für Brot oder Gebäck zuzubereiten, Gemüse für Suppen oder Saucen zu zerkleinern oder Nüsse für Salate oder Desserts zu hacken.
2. Schnellkochtopf: Ein Schnellkochtopf ist eine schnelle und einfache Möglichkeit, Mahlzeiten zuzubereiten. Er kann verwendet werden, um Suppen, Eintöpfe, Chili und andere Gerichte in kürzerer Zeit zu kochen. Einige Modelle haben auch Funktionen zum Dampfgaren oder Braten.
3. Dampfgarer: Ein Dampfgarer ist ein nützliches Werkzeug, um Gemüse, Fisch oder Geflügel zu dämpfen. Das Dämpfen ist eine schonende Methode, um Nährstoffe zu erhalten und das Essen gesünder zu machen. Es kann auch helfen, den Geschmack und die Textur von Lebensmitteln zu verbessern.
4. Slow Cooker: Ein Slow Cooker oder Schongarer ist ein Gerät, das verwendet wird, um langsam gekochte Gerichte wie Eintöpfe, Suppen oder Schmorbraten zuzubereiten. Es ist ein praktisches Werkzeug für

beschäftigte Menschen, da Sie die Zutaten am Morgen vorbereiten und dann den ganzen Tag langsam kochen lassen können.

5. Küchenmesser: Ein gutes Küchenmesser ist unerlässlich, um Lebensmittel schnell und effizient zu schneiden. Wählen Sie ein hochwertiges Messer mit einer scharfen Klinge und gutem Griff, das Ihnen hilft, Lebensmittel in gleichmäßige Stücke zu schneiden.

6. Schneidebrett: Ein Schneidebrett ist eine wichtige Unterlage, um Lebensmittel auf einer sauberen und stabilen Oberfläche zu schneiden. Wählen Sie ein Schneidebrett aus Holz oder Kunststoff, das groß genug ist, um alle Zutaten zu halten, die Sie schneiden möchten.

7. Einweichen: Einweichen von Hülsenfrüchten oder Nüssen kann helfen, ihre Nährstoffe besser aufzunehmen und ihre Verdauung zu erleichtern.

8. Marination: Eine gute Marinade kann helfen, das Essen saftiger und aromatischer zu machen. Verwenden Sie natürliche Zutaten wie Zitronensaft, Knoblauch, Ingwer und Kräuter, um eine gesunde Marinade zu machen.

Indem Sie die richtigen Küchenhelfer und Zubereitungstechniken verwenden, können Sie Ihre Mahlzeiten schneller und einfacher zubereiten und gleichzeitig sicherstellen, dass sie gesund und nahrhaft sind.

Lebensmittel, die vermieden werden sollten

Lipödem ist eine chronische Erkrankung, die sich auf die Fettverteilung in bestimmten Bereichen des Körpers auswirkt. Es gibt keine spezifische Diät für Lipödem, aber es gibt einige Lebensmittel, die vermieden werden sollten, um Entzündungen zu reduzieren und eine gesunde Ernährung zu fördern. Hier sind einige Beispiele:

1. Verarbeitete Lebensmittel: Verarbeitete Lebensmittel enthalten oft hohe Mengen an Zucker, Salz und künstlichen Zutaten, die Entzündungen im Körper fördern können. Es ist am besten, auf frische, natürliche Lebensmittel zu setzen.
2. Frittierte Lebensmittel: Frittierte Lebensmittel enthalten oft hohe Mengen an gesättigten Fetten, die Entzündungen fördern und das Risiko von Herzerkrankungen erhöhen können. Es ist am besten, auf gebackene, gedünstete oder gegrillte Lebensmittel umzusteigen.
3. Zuckerhaltige Getränke: Zuckerhaltige Getränke wie Softdrinks, Limonaden und Fruchtsäfte enthalten große Mengen an Zucker, der Entzündungen fördern und zu Gewichtszunahme führen kann. Es ist am besten, auf Wasser, Tee oder ungesüßte Getränke umzusteigen.
4. Gesättigte Fette: Gesättigte Fette, die in Fleisch, Milchprodukten und fettreichen Le-

bensmitteln wie Chips und Snacks vorkommen, können Entzündungen fördern und das Risiko von Herzerkrankungen erhöhen. Es ist am besten, auf ungesättigte Fette wie Olivenöl, Avocado und Nüsse umzusteigen.

5. Alkohol: Alkohol kann Entzündungen fördern und das Risiko von Fettleber und anderen Gesundheitsproblemen erhöhen. Es ist am besten, den Alkoholkonsum zu reduzieren oder ganz zu vermeiden.

6. Lebensmittel mit hohem Salzgehalt: Lebensmittel mit hohem Salzgehalt, wie zum Beispiel Chips, Salzgebäck und verarbeitete Fleischwaren, können zu Wassereinlagerungen im Körper führen und Entzündungen fördern. Es ist am besten, auf frische, unverarbeitete Lebensmittel umzusteigen und beim Kochen auf Salz zu verzichten oder es zumindest stark zu reduzieren.

7. Gluten: Bei einigen Menschen kann Gluten Entzündungen im Körper fördern. Wenn Sie vermuten, dass Sie gegen Gluten allergisch oder empfindlich sind, sollten Sie auf glutenfreie Lebensmittel umsteigen.

Es ist wichtig, eine ausgewogene Ernährung zu haben, die reich an nährstoffreichen Lebensmitteln wie Obst, Gemüse, Vollkornprodukten, magerem Eiweiß und gesunden Fetten ist. Vermeiden Sie verarbeitete Lebensmittel und versuchen Sie, die oben genannten Lebensmittel zu reduzieren oder zu vermeiden, um Entzündungen im Körper zu reduzieren und Ihre Gesundheit zu fördern.

10. Schlussfolgerung

Ermutigung zur Umsetzung einer gesunden Ernährung

Mit unserem Kochbuch für Lipödem möchten wir Sie ermutigen, Ihre Ernährung als einen positiven Schritt auf Ihrem Weg zu einem gesünderen und erfüllten Leben zu betrachten. Wir hoffen, dass dieses Buch Ihnen gezeigt hat, dass eine bewusste Ernährung nicht nur dazu beitragen kann, die Symptome des Lipödems zu lindern, sondern auch eine Quelle der Freude und des Genusses sein kann.

Unser größtes Anliegen war es, Ihnen eine Vielfalt an schmackhaften und nährstoffreichen Rezepten zur Verfügung zu stellen, die Ihre Ernährungsbedürfnisse berücksichtigen. Wir hoffen, dass diese Rezepte Ihre kulinarische Kreativität inspiriert haben und Ihnen neue Möglichkeiten eröffnet haben, gesunde Mahlzeiten zuzubereiten, die Ihrem Körper und Ihrem Geist guttun.

Wir möchten Sie ermutigen, die in diesem Buch enthaltenen Ratschläge und Informationen als

Werkzeuge zu nutzen, um Ihre Ernährung auf Ihre individuellen Bedürfnisse anzupassen. Denken Sie daran, dass jeder Körper einzigartig ist und dass es wichtig ist, auf die Signale Ihres eigenen Körpers zu hören und das zu tun, was für Sie am besten funktioniert.

Abschließend möchten wir Ihnen für Ihre Zeit und Ihr Vertrauen danken. Es war uns eine Freude, Sie auf Ihrer Reise zu begleiten und Ihnen dabei zu helfen, eine gesunde und genussvolle Ernährung zu pflegen. Wir hoffen, dass dieses Kochbuch Ihnen geholfen hat, Ihre Beziehung zum Essen zu verbessern und dass Sie die positiven Auswirkungen auf Ihr Wohlbefinden spüren können.

Möge dieses Kochbuch Ihnen nicht nur leckere Rezepte, sondern auch Inspiration, Freude und Gemeinschaft bringen. Wir wünschen Ihnen viel Erfolg auf Ihrem Weg zu einem gesünderen und glücklicheren Leben mit dem Lipödem.

Guten Appetit und alles Gute!

I

Impressum

Tobias Henning
Gartenstr.20
36251 Bad Hersfeld
ebook-dream@gmx.de